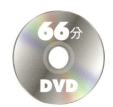

「絶対やせる!」とリピーター続出

# 骨盤リズムRPBダイエット

あめのもりようこ

大和書房 DVD book

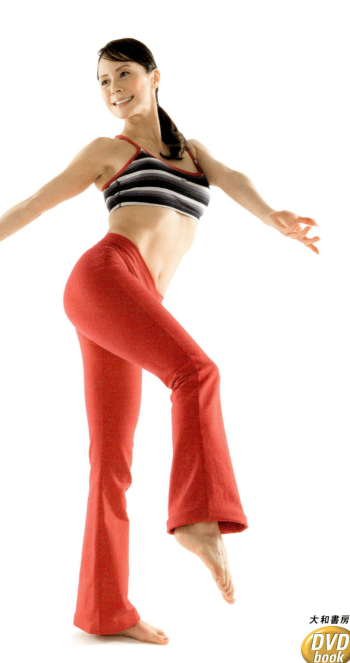

# このDVDbookの使い方

## ラテンのリズムと先生の動きに合わせて！

　DVDbookのよいところは、DVDを見ながらレッスンできるということです。先生の動きと軽快なラテンのリズムに合わせて、楽しく動く。そして、bookをじっくり読んで、理解する。これがDVDbookの最大の利点です。この骨盤リズムRPBは、10分、20分、30分のプログラムが用意されています。例えば、10分間RPBの「通してレッスン」を選ぶと、途切れることなく10分間レッスンできるしくみです。でも、「この動きがわからない」「この動きを繰り返しやりたい」という場合は、動作別にチャプターが分かれているので、好きな動作を選ぶことができます。さあ、さっそくはじめてみましょう。

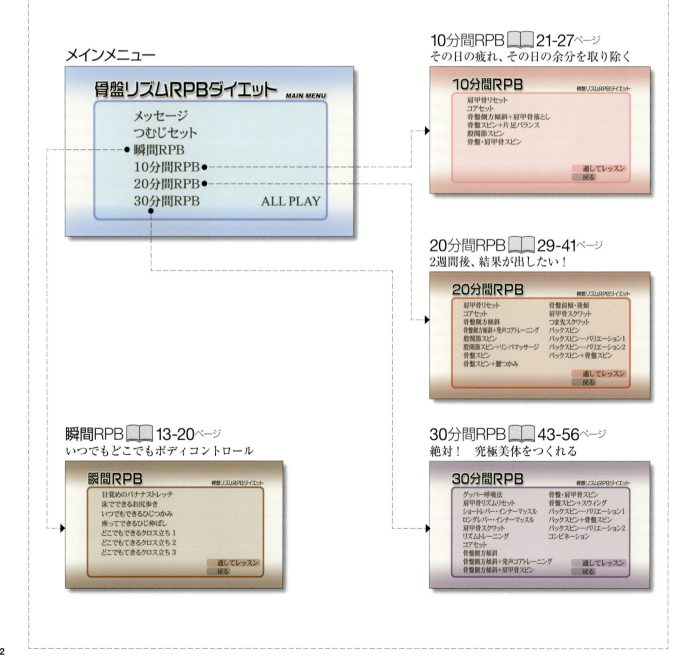

# DVDレッスンについて

## 実際のレッスンと同じ対面式

このDVDでは、先生と向かい合ってレッスンを行う「対面式」です。鏡を見るときのように、同じ動作を行います。例えば、先生は左手を上げながら「右手を上げて」と指導しています。このように同じ動きをしてください。

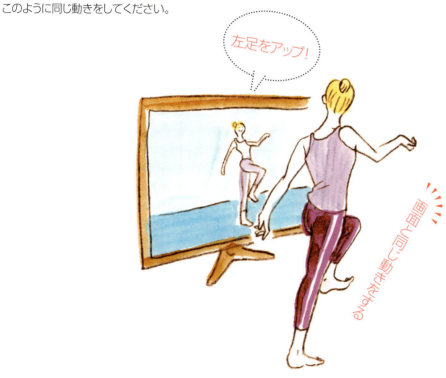

## DVDについて

### ●ＤＶＤ－Videoについて
※ＤＶＤ－Videoとは映像と音声を高密度に記録したディスクです。DVD－Video対応のプレーヤーで再生してください。
※このディスクは特定の国や地域でのみ再生できるように作成されています。したがって、販売対象として表示されている国や地域以外で使用することはできません。
※このタイトルは16：9画面サイズで収録されています。
※このディスクは家庭内鑑賞にのみご使用ください。このディスクに収録されているものの一部でも無断で複製（異なるテレビジョン方式を含む）・改変・転売・転貸・上映・放送（有線・無線）することは厳に禁止されており、違反した場合、民事上の制裁および刑事罰の対象となることもあります。
※ＤＶＤ再生プレーヤーの操作方法などは、ご使用のプレーヤーの取扱説明書をお読みください。

### ●取り扱い上の注意
※ディスク両面とも、指紋、汚れ、傷等をつけないように取り扱ってください。また、ディスクに対して大きな負荷がかかると微小な反りが生じ、データの読み取りに支障をきたす場合もありますのでご注意ください。
※ディスクが汚れたときは、メガネふきのような柔らかい布を軽く水で湿らせ、内側から外側に向かって放射線状に軽くふき取ってください。レコード用クリーナーや溶剤等は使用しないでください。

### ●視聴の際のご注意
※明るい部屋で、なるべくテレビ画面より離れてご覧ください。長時間続けての視聴を避け、適度に休憩をとってください。

66min．／片面・1層／モノラル／MPEG 2／レンタル禁止／複製不能

 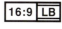

## 目次

読者のみなさんへ ……………………………… 6
骨盤リズムRPBってなに？ ………………… 7
 ミニマムな動きでマックス脂肪燃焼……8
 骨盤・股関節……9
 肩・肩甲骨……10
 インナーマッスル……11
 つむじセット……12

## 瞬間RPB ……………………………… 13

 目覚めのバナナストレッチ……14
 座ってできるお尻歩き……15
 いつでもできるひじつかみ……16
 どこでもできるクロス立ち①……17
 どこでもできるクロス立ち②……18
 どこでもできるクロス立ち③……19
 オフィスでできる即効RPB……20

## 10分間RPB ……………………………… 21

 肩甲骨リセット……22
 コアセット……23
 骨盤側方傾斜＋肩甲骨落とし……24
 骨盤スピン＋片足バランス……25
 股関節スピン……26
 骨盤・肩甲骨スピン……27

あめのもり先生奮闘記　　28

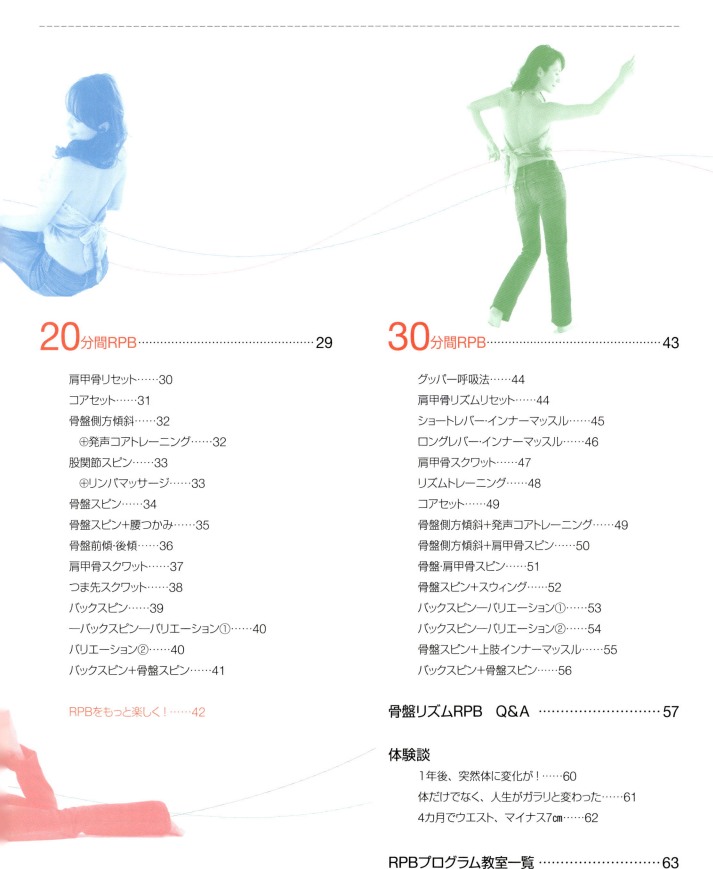

## 20分間RPB ……29

肩甲骨リセット……30
コアセット……31
骨盤側方傾斜……32
　⊕発声コアトレーニング……32
股関節スピン……33
　⊕リンパマッサージ……33
骨盤スピン……34
骨盤スピン+腰つかみ……35
骨盤前傾・後傾……36
肩甲骨スクワット……37
つま先スクワット……38
バックスピン……39
－バックスピン－バリエーション①……40
バリエーション②……40
バックスピン+骨盤スピン……41

RPBをもっと楽しく！……42

## 30分間RPB ……43

グッパー呼吸法……44
肩甲骨リズムリセット……44
ショートレバー・インナーマッスル……45
ロングレバー・インナーマッスル……46
肩甲骨スクワット……47
リズムトレーニング……48
コアセット……49
骨盤側方傾斜+発声コアトレーニング……49
骨盤側方傾斜+肩甲骨スピン……50
骨盤・肩甲骨スピン……51
骨盤スピン+スウィング……52
バックスピン－バリエーション①……53
バックスピン－バリエーション②……54
骨盤スピン+上肢インナーマッスル……55
バックスピン+骨盤スピン……56

## 骨盤リズムRPB　Q&A ……57

## 体験談

1年後、突然体に変化が！……60
体だけでなく、人生がガラリと変わった……61
4カ月でウエスト、マイナス7cm……62

## RPBプログラム教室一覧 ……63

読者のみなさんへ

# 「美しくやせる」ということ

### 悲惨なリバウンド体験

　私は、幼い頃は体が弱く、病院からも「あまり長く生きられないかもしれない」と言われて育ちました。そのため、運動とは無縁の生活を送っていましたが、10代の後半になると体形を意識しはじめました。ただ、「やせたい」という思いから、野菜と果物しか食べない過激なダイエットで、体重は47kgから38kgまでいっきに落ちました。でも、体への負担から生理も止まり、病院にまで通うことに。さらに、治療薬の副作用と、それまでのダイエットの反動で過食に走り、今度は59kg、リバウンドして12kgも増えてしまったのです。

　「このままじゃいけない！」と思い、今度はエアロビクスをはじめました。エアロビクスはとても楽しくて、体重も減りました。そして私の職業となったのですが、女性らしさを欠いた、いわゆるムキムキ体形になってしまったのです。徐々に、体への負担から、「私がやりたかったのは、これじゃないのかもしれない」と感じはじめました。

### 女性らしさを取り戻したい

　解剖学の本を見直し、体に負担をかけず、ガッシリとした体形にならず、キレイな締まった体形になるためには、どこの筋肉をどうやって動かせばいいのかを研究しはじめました。

　そうして生まれたのが、「RPB」の前身である「ボディバランスダンストレーニング」。穏やかな動きで、関節や骨盤を回旋させ、インナーマッスルを鍛えるエクササイズです。

　1年後には体重も47kgに戻り、女性らしい体形を取り戻しました。出産時に甘いものを食べすぎ、7kg増量しましたが、産後3週間でエクササイズを開始し、1年で9kgマイナス。

　RPBは私自身の経験をふまえ、「ボディバランスダンストレーニング」を進化させたメソッドです。現在の体重は、43-44kgをキープしています。

　私はこれまで、数多くのレッスンを行い、その中で多くの悩める女性たちと出会い、対話してきました。その中で、このRPBレッスンを通じて、魅力あふれる素敵な女性に変化していく様子を、いくつも間近で見てきました。

### 磨かれていく自分の実感

　その経験から気づいたことは、体重やサイズなどの数値だけでは表せない、その人だけの「Self esteem」（内面に自信を持つ、他人に基準を求めない、経験から生まれた自分だけのポリシーを持つ）という内面からの輝きが、女性をさらに美しくするということです。心と体は密接に作用しています。自分の体と対話し、気づき、コントロールしようとすることは、心（感情、ストレス）のコントロールにもつながります。また、エクササイズの一つにトライしていく中で「磨かれていく自分」がいることを実感でき、今まで気づかなかった自分らしさや魅力もあらわれていくことでしょう。

　内側からのキラキラとした輝きは、周りの人もハッピーにしていく不思議なオーラです。自分も人もハッピーに！　そんな欲張りが実現できる、「骨盤リズムRPB」でいつまでも輝き続けるあなたらしさ、「Self esteem」を手に入れてください！

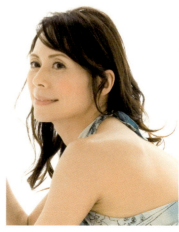
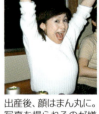

出産後、顔はまん丸に。写真を撮られるのが嫌で、当時の写真はこの1枚だけ。「わざとおどけた表情でごまかしていた」とあめのもり先生。8年後の今のほうが、キラキラ輝いている。

やっぱりコア！　骨盤が体を変える

# 骨盤リズムRPBってなに？

「骨盤のゆがみを治すとやせる」という言葉は、女性なら一度は耳にしたことがあるでしょう。
でも「骨盤リズムRPB」は、骨盤のゆがみを治すだけではなく、コアを鍛え、肩甲骨と骨盤とを同時に動かすことで、
体の中から徹底的にシェイプし、表面は女性らしさをキープできるのです。

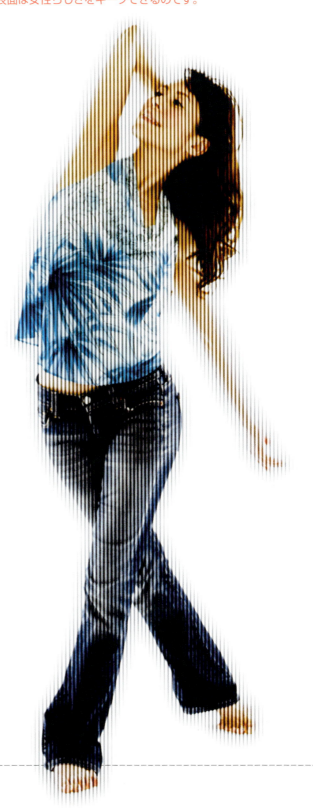

# ミニマムな動きでマックス脂肪燃焼

「**R**elax ＝リラックス・**P**osture ＝パスチャー（姿勢）・**B**alance ＝バランス」。
それぞれの頭文字をとって「RPB」といいます。
体はコントロールしないと、どんどん崩れていきます。「RPB」は体のコントロール方法。
これを意識して行うことにより、やせやすく太りにくい、しなやかでスリムな理想の体形を手に入れられるのです。

## 自分の体を乗りこなす

### R リラックス

力を抜いて、内側からキレイに
・心拍数を上げすぎないから疲れない！
・有酸素運動で脂肪燃焼率UP！
・関節、腰などに負担がかからない！

＼どうやって？／
**呼吸法**

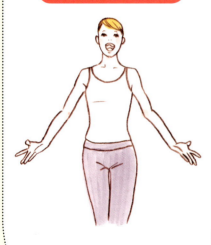

鼻から大きく息を吸って吐く楽な
呼吸を意識して動きます。

### P パスチャー

姿勢による3大悪を撃退！
・猫背による下腹部ぽっこり解消！
・ゆがんだ姿勢で太くなった足もスッキリ！
・丸めた背中についた脂肪もとれていく！

＼どうやって？／
**つむじセット**

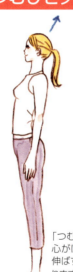

「つむじセット」を
心がけると背骨を
伸ばすのが楽にな
ります。

### B バランス

力を抜いて、失礼しました。骨格を整え、美しい体形に
・肩・骨盤・股関節を連動し、全身を効率よく鍛える！
・ボディコントロール力が向上する！
・深層筋群を、無意識筋トレ！

＼どうやって？／
**片足バランス**

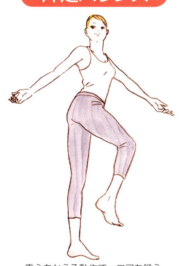

重心をかえる動作で、コアを鍛え
体のゆがみやたるみを除きます。

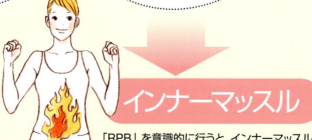

**インナーマッスル**

「RPB」を意識的に行うと、インナーマッスルが活性化されます。
このインナーマッスルこそが、やせるための秘密兵器なんです！

# 骨盤・股関節

骨盤は骨格を支えるための重要な部位なのに、とてもゆがみやすい場所。それを矯正しながら体を動かして、きれいな体形をつくりましょう。

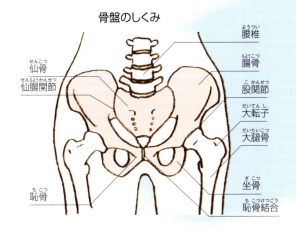

骨盤のしくみ

- 腰椎
- 腸骨
- 股関節
- 大転子
- 大腿骨
- 坐骨
- 恥骨結合
- 仙骨
- 仙腸関節
- 恥骨

## 骨盤と股関節

骨盤は左の図のようなつくりになっており、1日の間に開閉を繰り返すリズムを持っています。骨盤がゆがむということは、このリズムが崩れ、開きっぱなし、閉じっぱなしになる、または、左右のどちらかに広がってしまっているということです。

骨盤がゆがむと、重心がアンバランスになり、筋肉の使い方に偏りが生じ、体全体のラインを崩すことにつながるのです。

骨盤は背骨、股関節と連動しているため、大きな骨ですが非常に柔軟です。骨盤をしっかり動かすことで、周辺のインナーマッスルをも働かせることになります。RPBでは、骨盤を動かすことで股関節を、股関節を動かすことで骨盤を効率的に動かしていきます。

## 骨盤の前傾・後傾

骨盤を前後に倒して開閉させ、ゆがみをリセットし、正しい状態に戻すことのできる動きです。骨盤の仙骨と腸骨が接しているところを仙腸関節といいます。骨盤を前に倒すと、仙腸関節が縮み骨盤が開き、後ろに倒すと仙腸関節が緩み、恥骨が縮んで骨盤が閉じます。また、この動きによって、股関節にある深層筋の腸腰筋と恥骨筋と骨盤まわりにある大臀筋などの表層筋も鍛えることができるので、骨盤の前側と後側の筋肉をバランスよく整えてくれます。

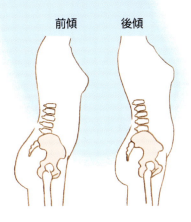

前傾　　後傾

## 骨盤の側方傾斜

左右に引き上げることにより、骨盤を安定させ、矯正させる動きです。側方傾斜を行うと、肋骨から腸骨の内面（後ろ）につながっている腰方形筋が働きます。右の骨盤を引き上げると右側の腰方形筋は縮み、左側は伸びます。比較的小さな筋肉ですが、腰方形筋はコアを回旋させたり、骨盤を引き上げる動作で鍛えることができ、ウエストのシェイプアップにもつながります。また、腰椎や背骨も安定させるので、正しい姿勢を取りやすくなります。

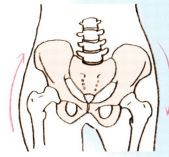

## 骨盤・股関節のスピン

骨盤と股関節をスピン（回旋）させ、きれいなヒップとウエストラインをつくる動きです。ＲＰＢのスピン運動は、回旋させながら側方に引き上げるため、コアだけでなく腰方形筋もしっかり働きます。さらにウエスト部分の外腹斜筋、内腹斜筋も使うので、非常にウエストシェイプの効果が高い動きです。股関節スピンでは、ひざを外側に回すと、深層外旋六筋が、内側に回すと恥骨筋が動くため、骨盤を閉め、美しいヒップラインをつくってくれます。

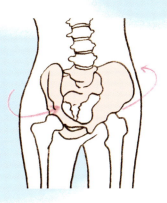

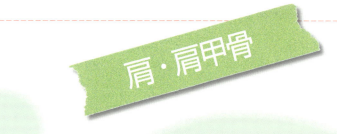

## 肩・肩甲骨

肩甲骨を積極的に動かすと、背中のお肉が取れていきます。骨盤・股関節と一緒に動かし、バランスのよい体づくりを目指しましょう。

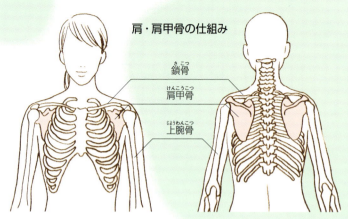

肩・肩甲骨の仕組み
鎖骨
肩甲骨
上腕骨

### 肩と肩甲骨

　肩と肩甲骨の動きは連動していて、肩を動かせば必ず肩甲骨も動きます。しかし、肩周辺には比較的大きな表層筋が存在します。
　ですから表層筋をメインに使って肩を動かすと、首から肩にかけた僧帽筋が鍛えられ、太い首、盛り上がった肩になるので、肩を動かすときは、力を抜いて、肩甲骨や関節から動かす意識を持ちましょう。
　ＲＰＢの肩の内回し・外回しは、腕を肩のつけ根から回す動作ですが、そのことによって、肩甲骨も連動させているのです。

### 内ねじり・外ねじり

　腕を下ろして肩から腕を内側、外側にねじります。内ねじりのとき肩は下に動き、肩甲骨が連動して上方に回旋します。外ねじりのときは、肩が下がり肩甲骨も下方に回旋します。肩甲骨が上方回旋するときは、肩が内旋し、肩甲下筋という深層筋が働きます。反対に、肩甲骨が下方回旋するときは、肩が外旋し、小円筋、棘下筋という深層筋が働きます。肩甲骨から動かすことにより、これらＳＩＴ筋（インナーマッスル）を刺激するのが狙い。
　この動作は「ロングレバー」といい、頻繁に行うので、本文中では、内ねじり、外ねじりとしています。単純にひじから下をねじるのではなく、ていねいに肩から腕全体を、内側・外側とねじるようにしましょう。

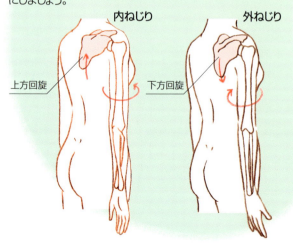

内ねじり　　外ねじり
上方回旋　　下方回旋

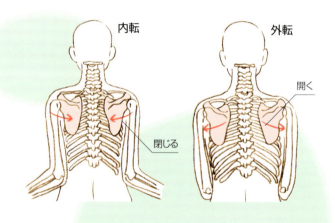

内転　　外転
閉じる　　開く

### 外転・内転

　腕を下ろし、わきに薄い紙を挟んだ感覚で、ひじをお腹側、背中側に動かすと、肩甲骨は開閉します。肩甲骨が開いた状態を外転といい、閉じた状態を内転といいます。
　外転するときは主に深層筋の前鋸筋を使い、内転するときは主に菱形筋を使います。肩甲骨から動かすことにより、ＳＩＴ筋も刺激されていきます。この動きを「ショートレバー」といいますが、「肩甲骨リセット」などでも、この動きを行います。
　菱形筋は僧帽筋という表層筋の内側にあるので、力を入れないように気をつけて。力を抜いて、腕をお腹側、背中側に動かしていきましょう。

# インナーマッスル

脂肪燃焼効果の高い筋肉、インナーマッスル。この素敵な筋肉をよく知り、上手くコントロールして、やせ体質を手に入れましょう。

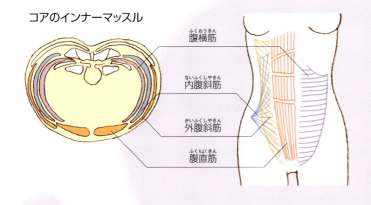

コアのインナーマッスル
- 腹横筋（ふくおうきん）
- 内腹斜筋（ないふくしゃきん）
- 外腹斜筋（がいふくしゃきん）
- 腹直筋（ふくちょくきん）

## インナーマッスルとは

体の筋肉は大きく分けると、手で触れる表面にある「表層筋」と、手で触れない内側にある小さな「深層筋」に分けられます。しかし、日常に行う動作や運動（歩く、物を持ち上げる、走る）などは、表層筋が使われ、深層筋はほとんど使われません。

深層筋は「インナーマッスル」とよばれ、脂肪を燃焼させやすい性質の赤い筋線維がたくさん集中しており、動かせば動かすほど、脂肪を燃やそうと働きます。お腹まわりは、表層筋と深層筋が層になっているのですが、深層筋である横隔膜・腹横筋・骨盤底筋群・多裂筋をRPBではコア（体幹）、腹横筋、内腹斜筋、外腹斜筋をコルセット筋とよびます。RPBでは、このコアを中心に、骨盤まわり、肩甲骨まわりのインナーマッスルを連動して動かすことで、脂肪燃焼率を高めます。

## 骨盤・股関節まわりのインナーマッスル

骨盤周辺のインナーマッスルには、コアのほか、骨盤側方傾斜のときに使う腰方形筋（ようほうけいきん）があります。そして股関節をスピンさせたときに働く深層外旋六筋（しんそうがいせんろつきん）は、お尻の奥にあり、ヒップを小さく形よくしてくれます。インナーマッスルは、主体的に動かし活性化させないと、脂肪燃焼機能が落ちていってしまいます。とくに深層外旋六筋は、日常ではほとんどといっていいほど使われません。これらの筋肉が働いているかどうかは、伸び感を目安にしましょう。

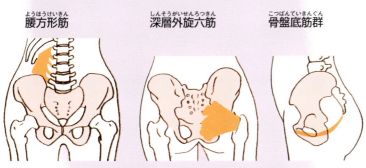

腰方形筋（ようほうけいきん）／深層外旋六筋（しんそうがいせんろつきん）／骨盤底筋群（こつばんていきんぐん）

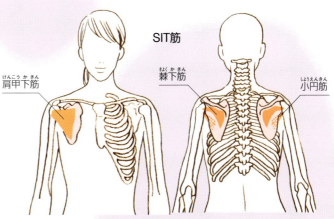

SIT筋
- 肩甲下筋（けんこうかきん）
- 棘下筋（きょくかきん）
- 小円筋（しょうえんきん）

## 肩甲骨まわりのインナーマッスル

肩甲骨の関節まわりには、棘下筋・小円筋・肩甲下筋、総称してSIT筋とよばれるインナーマッスルが存在します。このSIT筋は肩を内ねじり・外ねじり、内転・外転させるときに働きます。さらに、背骨を介して骨盤と神経がつながっているので、肩甲骨と骨盤を連動させ動かすことで、脂肪燃焼率が高まります。また、単純な肩運動は表層筋が鍛えられ、首から肩にかけてたくましくなってしまうので、あくまでも肩関節を動かす意識が大切です。

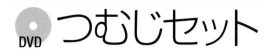
# つむじセット

簡単に正しい姿勢を作る「つむじセット」はRPBのPosture＝基本姿勢です。常にこの姿勢を意識しながら行いましょう。

## くるぶし→骨盤（大転子）→肩→耳たぶを一直線にし、正しい姿勢を

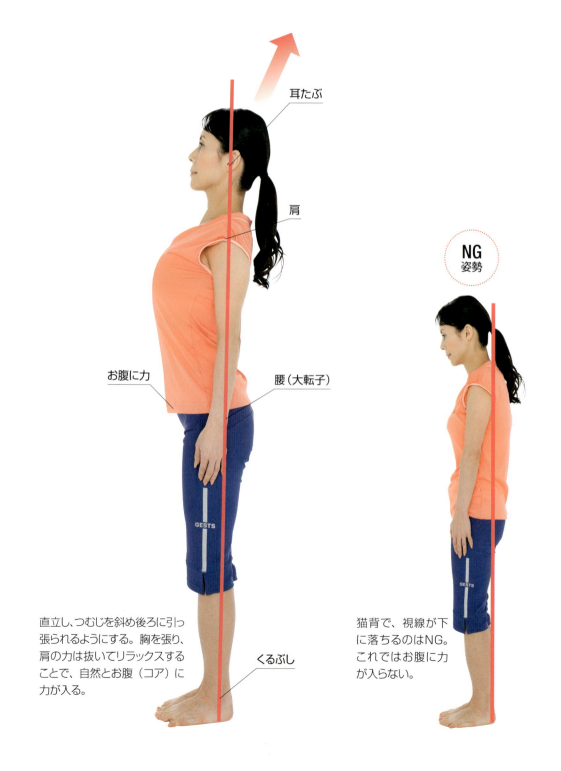

直立し、つむじを斜め後ろに引っ張られるようにする。胸を張り、肩の力は抜いてリラックスすることで、自然とお腹（コア）に力が入る。

**NG姿勢**

猫背で、視線が下に落ちるのはNG。これではお腹に力が入らない。

いつでもどこでも、ボディコントロール
# 瞬間RPB

朝起きたとき、オフィスで一息入れたいとき、家でテレビを見ながら、
短い時間ですぐできる簡単RPB。生活に取り入れて、気づいたときにやるだけでOK。
いつの間にかお腹もスッキリ、姿勢もスラリときれいになれます。

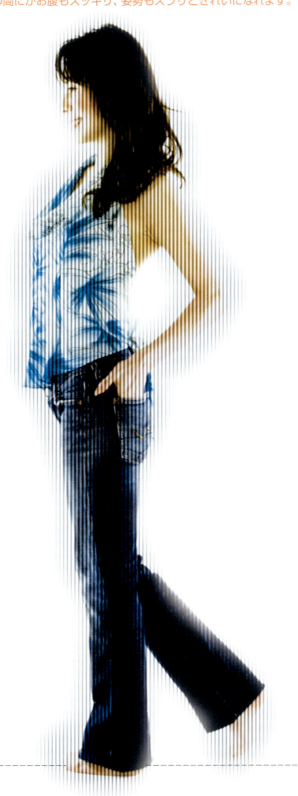

## 目覚めの バナナストレッチ

朝、ふとんの中でできる目覚めのRPBストレッチです。起きたら手を頭の上で組んで、深呼吸しながら体をグーッと伸ばすだけ。起きですぐはどうしても全身が重くなりがちですが、体を少し動かし深呼吸することによって、体内を温めるのでスッキリと目覚めることができます。また、体だけではなく脳の覚醒にも効果大。バナナストレッチで気持ちの良い朝を迎えましょう。

瞬間RPB

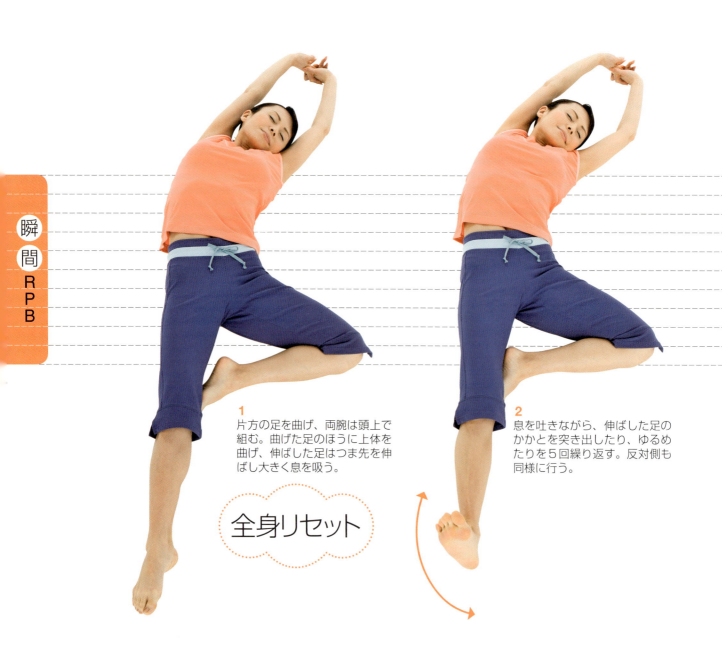

**1** 片方の足を曲げ、両腕は頭上で組む。曲げた足のほうに上体を曲げ、伸ばした足はつま先を伸ばし大きく息を吸う。

**2** 息を吐きながら、伸ばした足のかかとを突き出したり、ゆるめたりを5回繰り返す。反対側も同様に行う。

全身リセット

# 座ってできる
# お尻歩き

床に座って行う瞬間RPB。足を伸ばして座り、腕をウォーキングのように振り、左右のお尻を交互に持ち上げながら前進や後進を繰り返します。前進するときに腰をひねればウエストのシェイプアップに効果抜群。上げた腕の対角のお尻を見るように腰をグーッとひねりましょう。リビングでテレビを見るときにもオススメです。お尻歩きを行う習慣をつけましょう。就寝前に行えば骨盤周辺が暖まり、リラックスして熟睡できます。

ウエストシェイプ

瞬間RPB

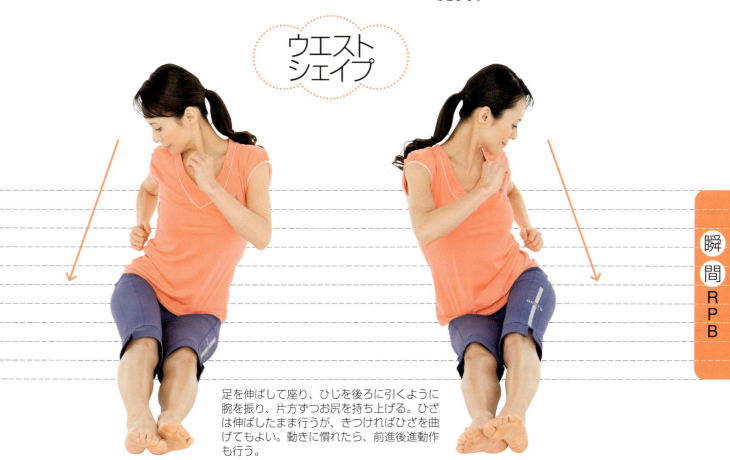

足を伸ばして座り、ひじを後ろに引くように腕を振り、片方ずつお尻を持ち上げる。ひざは伸ばしたまま行うが、きつければひざを曲げてもよい。動きに慣れたら、前進後進動作も行う。

### 目線がポイント

お尻歩きの効果を高めるためには、しっかり骨盤を動かすこと。片側のお尻を持ち上げたときに、上体をしっかりねじるのがポイント。目線を持ち上げたお尻に向けることで、正しいお尻歩きができます。

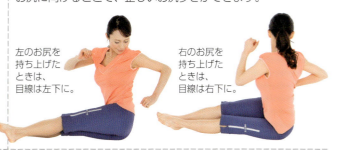

左のお尻を持ち上げたときは、目線は左下に。

右のお尻を持ち上げたときは、目線は右下に。

## いつでもできる
# ひじつかみ

いつでもできる瞬間RPBです。「つむじセット」の姿勢で立ち、両腕を後ろに回して、それぞれ反対の腕のひじを持ちます。ときどきひじを持つ腕の組み方を替えてください。ひじを持つことによって背筋が伸び、お腹に力を入れやすくなります。立っているときにやるだけで、お腹のゼイ肉の解消につながるので、気づいたときにいつでも試してみてください。

**瞬間RPB**

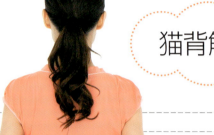

猫背解消

直立の姿勢から「つむじセット」し、背中でひじどうしを持つ。肩の力は抜いて、リラックス。左右の腕の組み替えを忘れずに。

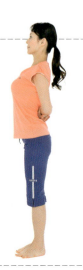

**つむじセットを忘れずに**
かかとの上に、腰、肩、頭が乗るように。

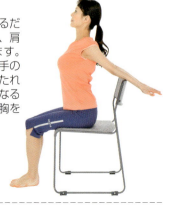

**イスを使ったひじ伸ばし**
イスの背にひじをかけるだけでも、猫背を予防し、肩こりを解消してくれます。イスに浅く腰をかけ、手のひらを下にして、背もたれにひじをかけるだけ。なるべく腕に力を入れず、胸を開くように行います。

# どこでもできる クロス立ち―①

立ち仕事の合間や、何かの動作の都度行ってほしい瞬間RPBです。骨盤を前に倒したり、後ろに倒したりすることで、骨盤をリセットできるので、1日のうち何回行ってもかまいません。骨盤をリセットできるだけでなく、骨盤周辺の深層筋である、コルセット筋やガードル筋を鍛えることができるため、ぽっこりお腹も自然に解消されます。ポイントは背筋をまっすぐにしながら行うこと。

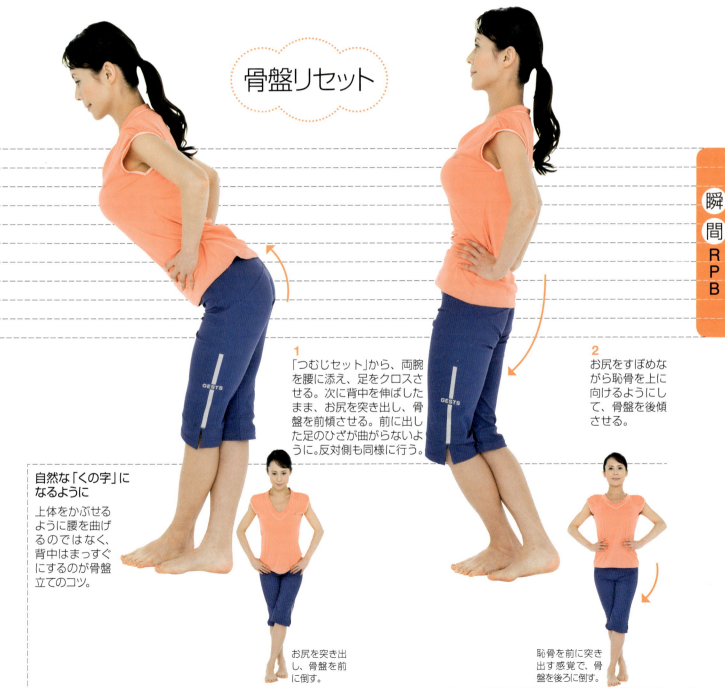

骨盤リセット

瞬間RPB

**1**
「つむじセット」から、両腕を腰に添え、足をクロスさせる。次に背中を伸ばしたまま、お尻を突き出し、骨盤を前傾させる。前に出した足のひざが曲がらないように。反対側も同様に行う。

**自然な「くの字」になるように**
上体をかぶせるように腰を曲げるのではなく、背中はまっすぐにするのが骨盤立てのコツ。

お尻を突き出し、骨盤を前に倒す。

**2**
お尻をすぼめながら恥骨を上に向けるようにして、骨盤を後傾させる。

恥骨を前に突き出す感覚で、骨盤を後ろに倒す。

# どこでもできる
# クロス立ち-②

「どこでもできるクロス立ち①」の応用バージョンです。骨盤をゆるめると同時に、お尻の奥の筋肉、ガードル筋を刺激し、小尻効果もあります。開いたひざをしっかりキープしようとすることで、お尻の深層筋が鍛えられるということを意識しながら行ってください。動作が大きくないので、電車を待つホームや待ち合わせのときなど、ひと目を気にせず、どこでもできます。

瞬間RPB

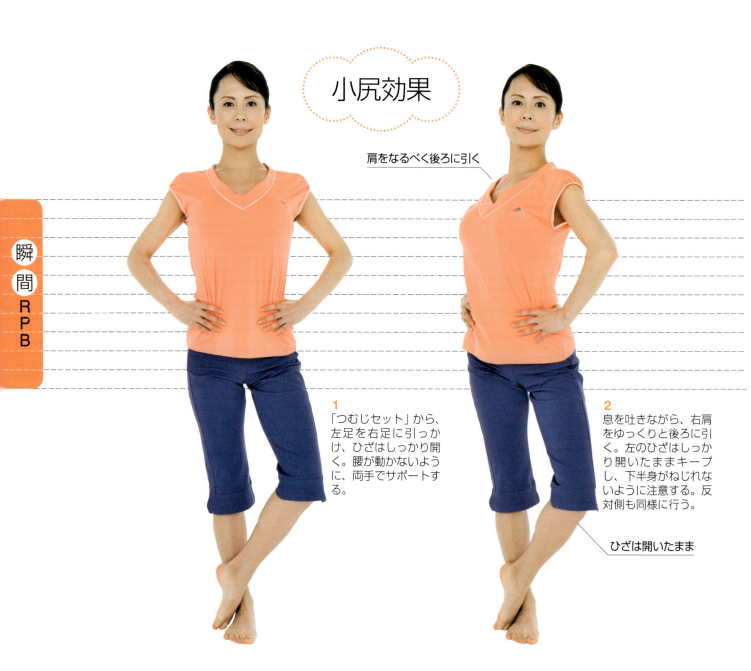

小尻効果

肩をなるべく後ろに引く

**1**
「つむじセット」から、左足を右足に引っかけ、ひざはしっかり開く。腰が動かないように、両手でサポートする。

**2**
息を吐きながら、右肩をゆっくりと後ろに引く。左のひざはしっかり開いたままキープし、下半身がねじれないように注意する。反対側も同様に行う。

ひざは開いたまま

# どこでもできる
# クロス立ち—③

「どこでもできるクロス立ち②」でゆるめた骨盤を、今度は閉めるエクササイズです。同時にたるみが取れにくい内ももを引き締めてくれます。腰をねじるときに、下半身をキープすることを意識すればするほど、内ももに刺激を伝えられます。ひじをしっかり後ろに引くことを忘れずに。「どこでもできるクロス立ち②」と合わせて行うことで、骨盤をゆるめて閉めることができ、柔軟性を持たせることができます。

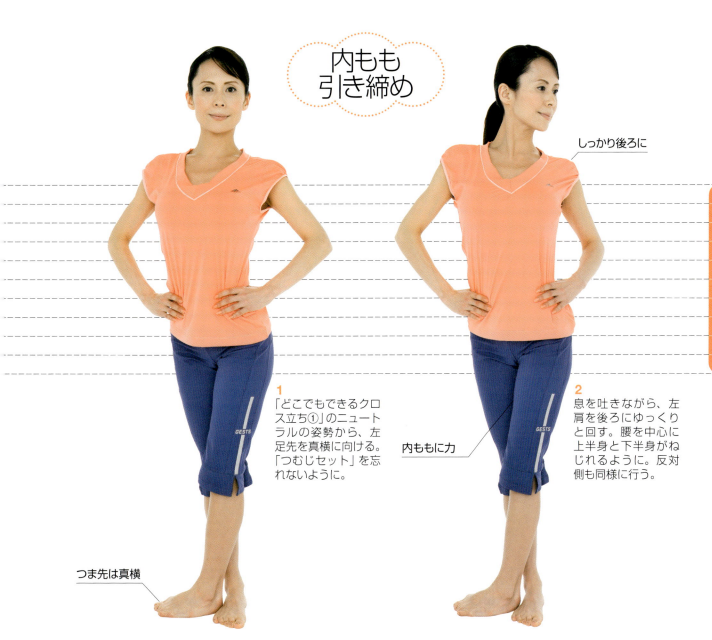

内もも引き締め

しっかり後ろに

瞬間 RPB

**1** 「どこでもできるクロス立ち①」のニュートラルの姿勢から、左足先を真横に向ける。「つむじセット」を忘れないように。

内ももに力

**2** 息を吐きながら、左肩を後ろにゆっくりと回す。腰を中心に上半身と下半身がねじれるように。反対側も同様に行う。

つま先は真横

# オフィスでできる
# 即効RPB

オフィスでも簡単に、即時に効果が得られるRPBを紹介します。長時間デスクワークは、筋肉だけでなく、骨格さえも、凝り固まってしまいます。そこで、イスに座ったままできる「お尻ゆらし」と「コアセット」。「お尻歩き」より手軽に骨盤を矯正してくれるエクササイズです。また、「コアセット」も、下腹ぽっこり解消への一番の近道です。気がついたときに、どんどん行ってください。

## お尻ゆらし

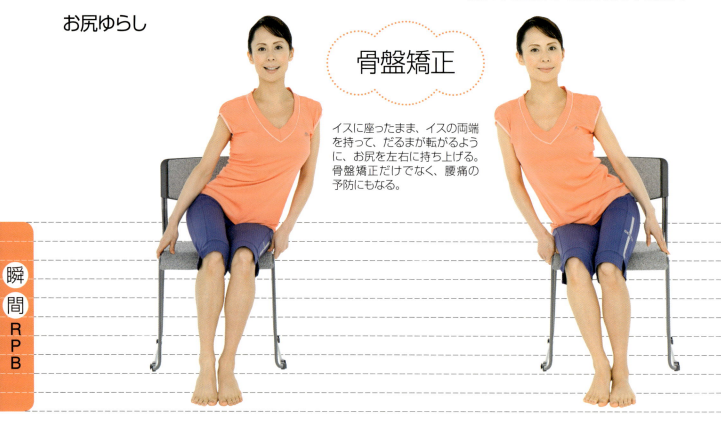

**骨盤矯正**

イスに座ったまま、イスの両端を持って、だるまが転がるように、お尻を左右に持ち上げる。骨盤矯正だけでなく、腰痛の予防にもなる。

瞬間RPB

## コアセット

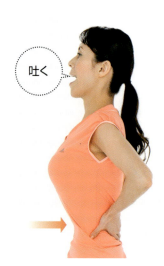

吐く

**下腹退治**

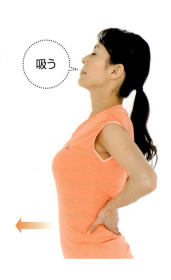

吸う

「つむじセット」の姿勢から、両手を腰にあててしっかりサポートする。ゆっくり息を吐きながら、お腹をぺたんこにし、息を吸いながらお腹を膨らませる。何度行ってもよい。「ラ〜」と発声しながら行うと、さらにお腹に力がはいる。

その日の疲れ、その日の余分を取り除く
# 10分間RPB

忙しいときでも簡単にできる10分間骨盤リズムRPBプログラムです。
RPBの基本動作で構成されています。はじめてRPBエクササイズをする方、はじめて骨盤エクササイズをする方は、
この10分間プログラムからはじめましょう。また、たった10分のプログラムなので、
ウイークデイの基本エクササイズとしても行ってください。

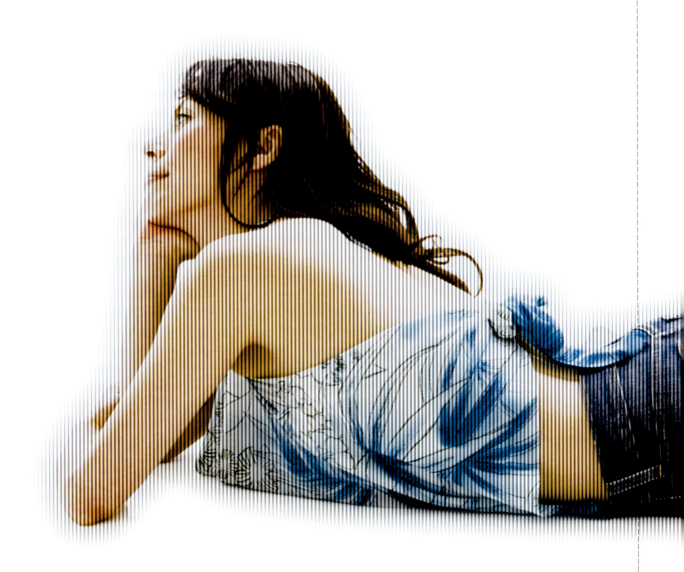

# 肩甲骨リセット

## 使えていない筋肉にスイッチを入れる

肩と肩甲骨の深部を動かし、普段使えていない筋肉を刺激していきます。手を前に出し甲を合わせ、その手を後ろに回しながら胸を反らすように伸ばしてから力を抜きましょう。

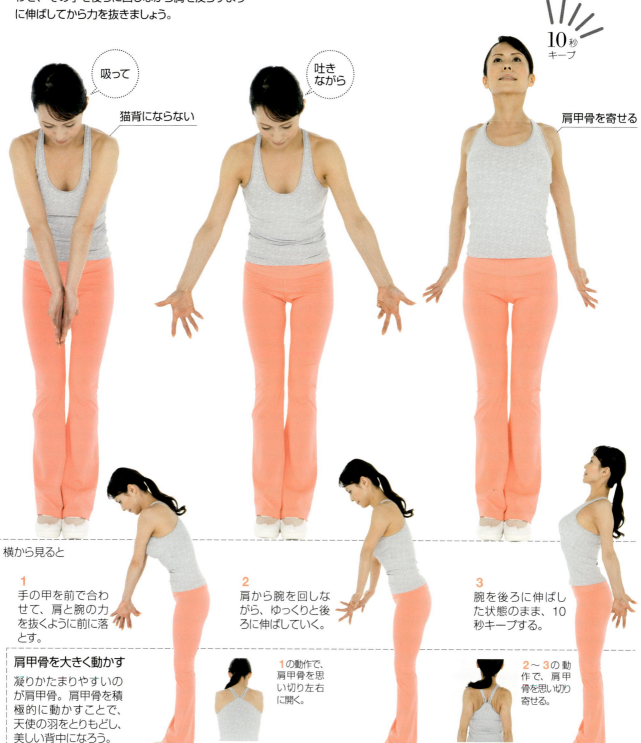

横から見ると

**1** 手の甲を前で合わせて、肩と腕の力を抜くように前に落とす。

**2** 肩から腕を回しながら、ゆっくりと後ろに伸ばしていく。

**3** 腕を後ろに伸ばした状態のまま、10秒キープする。

### 肩甲骨を大きく動かす

凝りかたまりやすいのが肩甲骨。肩甲骨を積極的に動かすことで、天使の羽をとりもどし、美しい背中になろう。

1の動作で、肩甲骨を思い切り左右に開く。

2〜3の動作で、肩甲骨を思い切り寄せる。

# コアセット

## コルセット筋を動かし、準備体操

内臓をとりまくコルセット筋（腹横筋、内・外腹斜筋）を動かし、エクササイズの準備をします。ウエストを手で押さえ、押さえたところから、持ち上げるようにして足を横に動かしましょう。

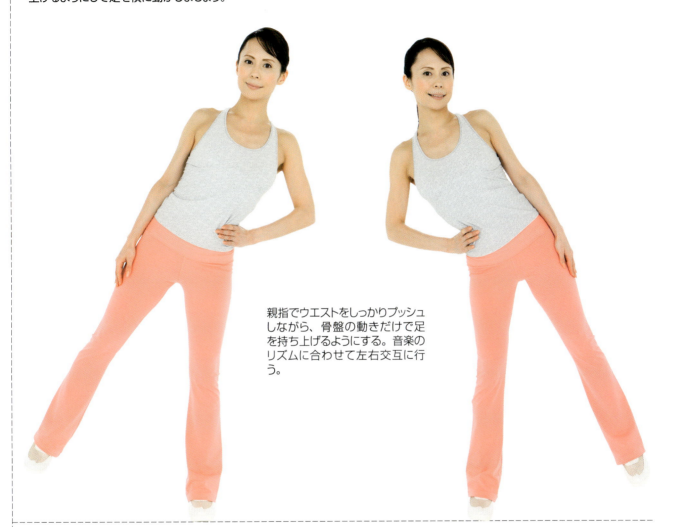

親指でウエストをしっかりプッシュしながら、骨盤の動きだけで足を持ち上げるようにする。音楽のリズムに合わせて左右交互に行う。

DVD 10分 RPB

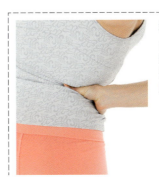

### 親指が埋もれるくらいに

ウエストを押さえるときは、親指が埋もれるくらい力を込めて。皮膚を刺激させ、腰を動かしやすくします。

# 骨盤側方傾斜+肩甲骨落とし

## 骨盤を安定させ、ウエストを引き締める

「骨盤側方傾斜」をしながら、ひじを持ち、下に押すようにして腰骨にタッチさせます。勢いをつけずに、手のひらの力だけでひじを押すようにしましょう。

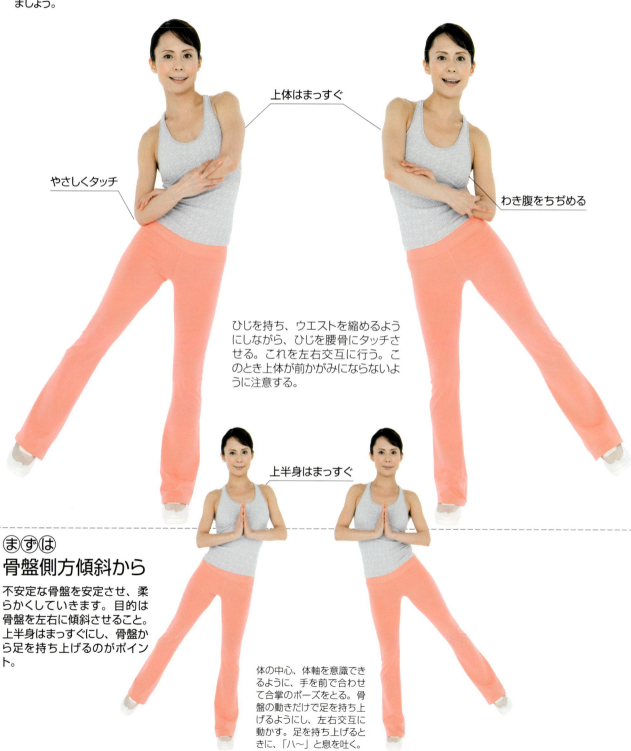

上体はまっすぐ

やさしくタッチ

わき腹をちぢめる

ひじを持ち、ウエストを縮めるようにしながら、ひじを腰骨にタッチさせる。これを左右交互に行う。このとき上体が前かがみにならないように注意する。

上半身はまっすぐ

### まずは
### 骨盤側方傾斜から

不安定な骨盤を安定させ、柔らかくしていきます。目的は骨盤を左右に傾斜させること。上半身はまっすぐにし、骨盤から足を持ち上げるのがポイント。

体の中心、体軸を意識できるように、手を前で合わせて合掌のポーズをとる。骨盤の動きだけで足を持ち上げるようにし、左右交互に動かす。足を持ち上げるときに、「ハ〜」と息を吐く。

# 骨盤スピン+片足バランス

## 上半身のインナーマッスルも刺激する

「ニーアップ」から、さらにウエストをひねるように足を斜め上に持ち上げ、お尻の側面をタッチします。シンプルな動きですが、効果は絶大です。

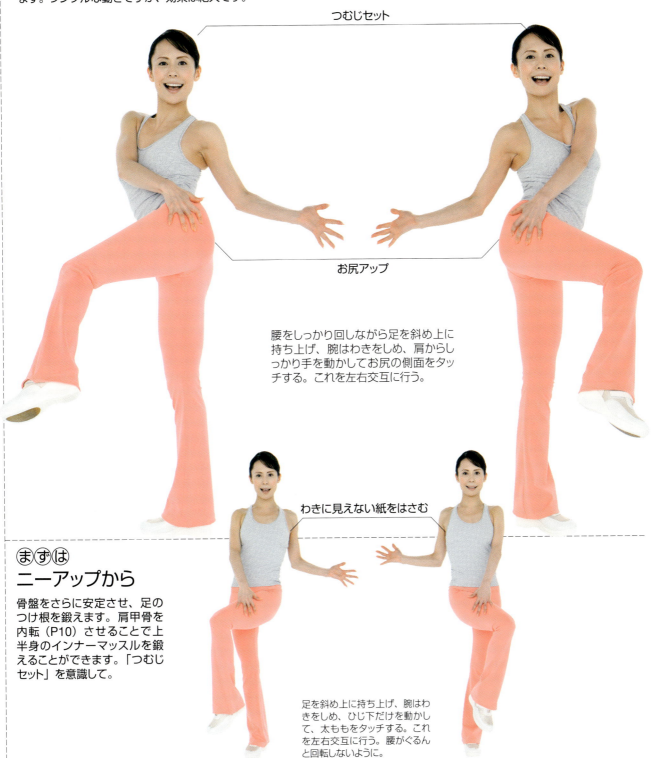

つむじセット

お尻アップ

腰をしっかり回しながら足を斜め上に持ち上げ、腕はわきをしめ、肩からしっかり手を動かしてお尻の側面をタッチする。これを左右交互に行う。

DVD 10分 RPB

### まずは
### ニーアップから

骨盤をさらに安定させ、足のつけ根を鍛えます。肩甲骨を内転（P10）させることで上半身のインナーマッスルを鍛えることができます。「つむじセット」を意識して。

わきに見えない紙をはさむ

足を斜め上に持ち上げ、腕はわきをしめ、ひじ下だけを動かして、太ももをタッチする。これを左右交互に行う。腰がぐるんと回転しないように。

# 股関節スピン

## 股関節を開閉し、桃尻を作る

サビつきがちな股関節をゆるめていきます。足を動かすときは、足のつけ根、股関節から動かす意識で「内→外→内」のリズムで。

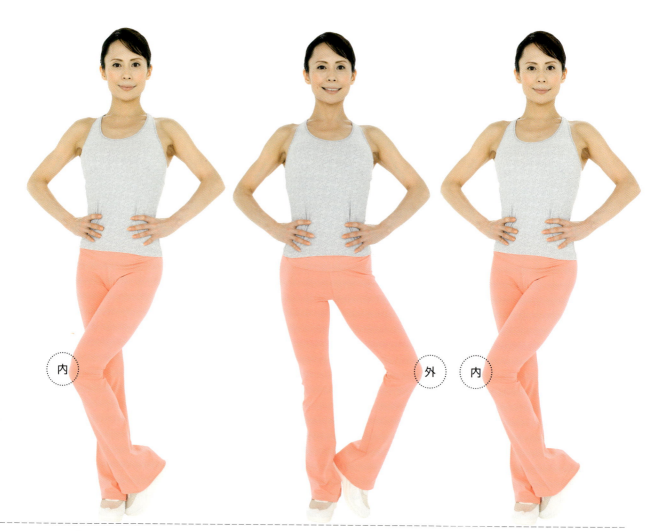

**1**
腰に手をあて、片ひざを曲げて立ち、内ももに力を入れながらひざを閉じる。

**2**
内ももに力を入れたまま、ゆっくり開いていく。このとき、お尻を中心に寄せるイメージで。

**3**
**1**と同じように、内ももにはさんだクッションを押しつぶすイメージでひざを閉じる。反対側も同様に行う。

# 骨盤・肩甲骨スピン

## 肩も腰もスピンして脂肪燃焼率アップ

骨盤の回旋に肩甲骨の回旋をプラスさせ、一緒に動かしていきましょう。この10分間プログラムの最高の盛り上がりです。一気に筋温も高まり脂肪も燃焼します。

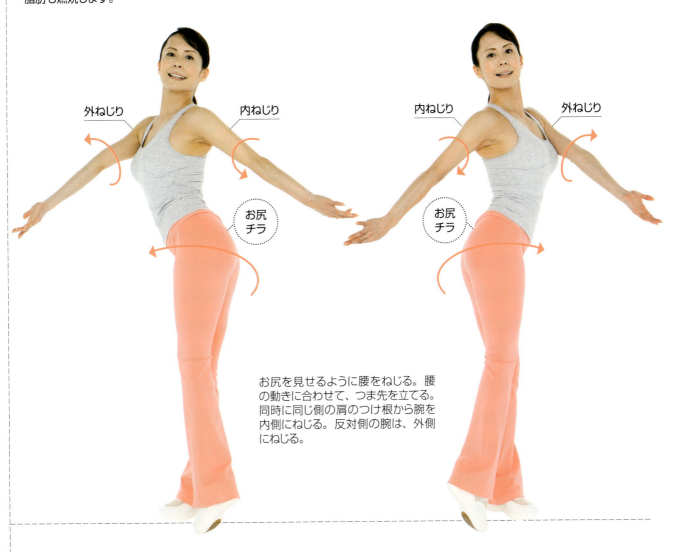

お尻を見せるように腰をねじる。腰の動きに合わせて、つま先を立てる。同時に同じ側の肩のつけ根から腕を内側にねじる。反対側の腕は、外側にねじる。

### 肩甲骨を出したり、埋めたり

腕を肩からくるくる回す「肩甲骨スピン」は、肩甲骨を動かすのが目的です。腕を内側にねじったときに、埋もれた肩甲骨が浮き出す感覚をつかみましょう。

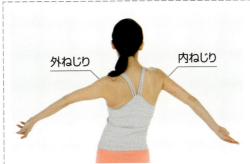

column①

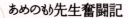

あめのもり先生奮闘記

## 輝きつづけるための1日

あめのもりようこ先生、42歳。8歳の子どもがいて、現在エクセルシアの取締役を務め、新しいメソッドの開発やインストラクターの指導を行い、もちろんレッスンも。公私ともに忙しい毎日の中で、どうしてキレイでいられるのか？ 興味深い先生の1日を詳しく教えてもらいました！

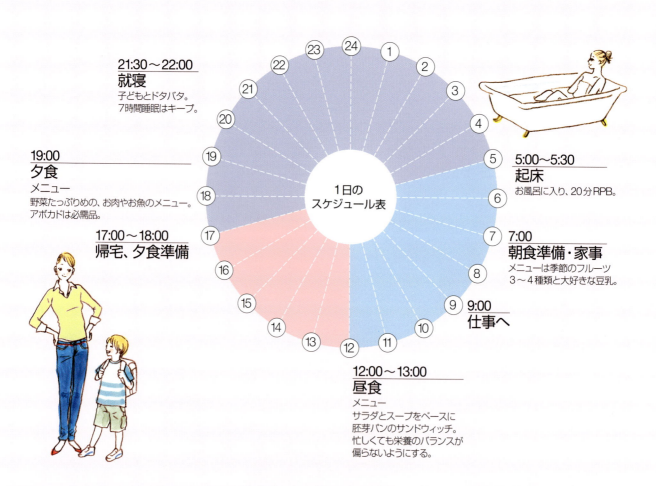

**21:30〜22:00 就寝**
子どもとドタバタ。7時間睡眠はキープ。

**19:00 夕食**
メニュー
野菜たっぷりめの、お肉やお魚のメニュー。アボカドは必需品。

**17:00〜18:00 帰宅、夕食準備**

1日のスケジュール表

**5:00〜5:30 起床**
お風呂に入り、20分RPB。

**7:00 朝食準備・家事**
メニューは季節のフルーツ3〜4種類と大好きな豆乳。

**9:00 仕事へ**

**12:00〜13:00 昼食**
メニュー
サラダとスープをベースに胚芽パンのサンドウィッチ。忙しくても栄養のバランスが偏らないようにする。

 **朝　ゆったり半身浴で自分だけの朝時間**

朝は、毎日5時か5時半に起床します。ほんとうはおふとん大好きで、ずっと眠っていたいんです。でも、自分の時間を持ちたいので「朝はできるだけ早起きしよう！」と心がけています。そして、夫も子どももまだ寝ている時間に、ゆったり半身浴。主婦の私にとっては至福の時間です。湯船につかりながらストレッチとフェイスマッサージをして、優雅に本を読むことも。バスルームの鏡の前でまっ裸で20分、RPBの基本動作を一通り。シャワーで汗を流したら、子どもを起こして朝食の準備です。

 **昼　仕事中もRPBを習慣づける！**

子どもを送り出し、後片付けと掃除をブワーッと済ませ、仕事に向かいます。日によって内容は違いますが、講演会をしたり撮影や取材を受けたり、会社でミーティングをしたり……。やることはいっぱいあります。そんな中でも、瞬間RPBをこっそりやっています。ひじつかみ（16ページ）をしたり、クロス立ち（17〜19ページ）をしたり、われながら便利なメソッドだなと思います。仕事中は重い荷物を持ったり、同じ体勢を続けることが多いので、何度も瞬間RPBをして体をほぐしています。

**夜　お母さんモード全開の夜時間**

夕方からは子どものお迎えと夕食の準備に追われます。夕食は栄養のバランスを考えて、大好きなアボカドをほぼ毎日食べています。お酒も大好きで、お客さまが来たときや、皆で集まったときは楽しく飲んでいます。夕食が終わったら、「宿題やったのー？」「時間割りは見たのー？」「お風呂入りなさーい！」と〝おかあさんモード全開〟です。そして22時、子どもと一緒に就寝。仕事と家庭の両立はほんとうに大変ですが、夜は早めに寝て、7時間睡眠を心がけ、翌朝の〝自分時間〟でリセットしています。

2週間後、結果を出したい！
# 20分間RPB

深層筋を鍛えることを目的とした、20分間RPBエクササイズです。
脂肪燃焼のカギ、深層筋を鍛えるには、体をリラックスさせ力を抜いて動かすのがコツ。
楽しみながらエクササイズを行って、やせ体質をつくりましょう。

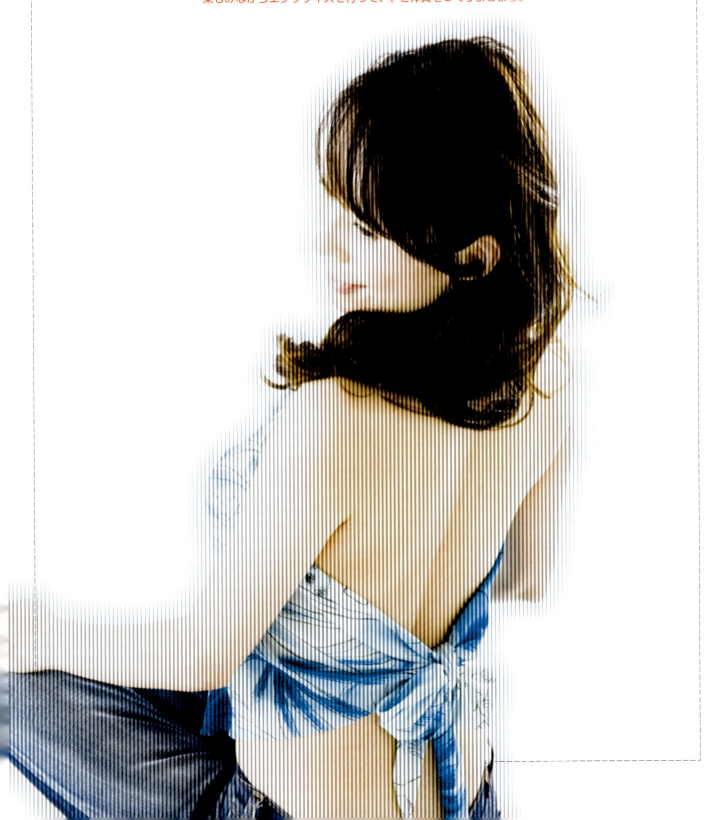

# 肩甲骨リセット
## インナーマッスルにスイッチを入れる

インナーマッスルにスイッチを入れ、正しい姿勢を作りやすくします。手を前に出し甲を合わせ、その手を後ろに回しながら胸を反らすように伸ばしてから力を抜きましょう。

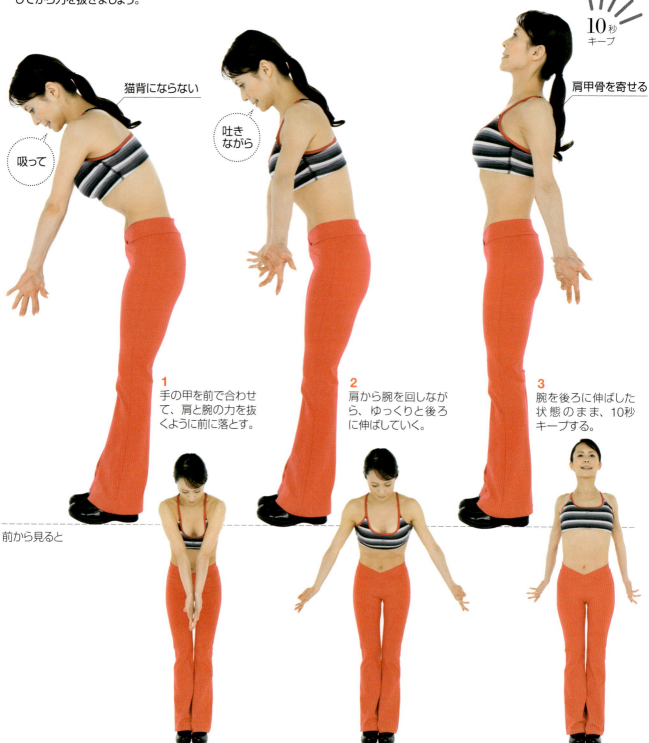

吸って

猫背にならない

吐きながら

10秒キープ

肩甲骨を寄せる

**1** 手の甲を前で合わせて、肩と腕の力を抜くように前に落とす。

**2** 肩から腕を回しながら、ゆっくりと後ろに伸ばしていく。

**3** 腕を後ろに伸ばした状態のまま、10秒キープする。

前から見ると

# コアセット

## 筋肉を刺激して、反応を高める

コアの準備をし、さらに腰の筋肉を刺激することで、体の反応を高めます。20分間プログラムのウオーミングアップでもあり、効果を高めるための準備にもなります。

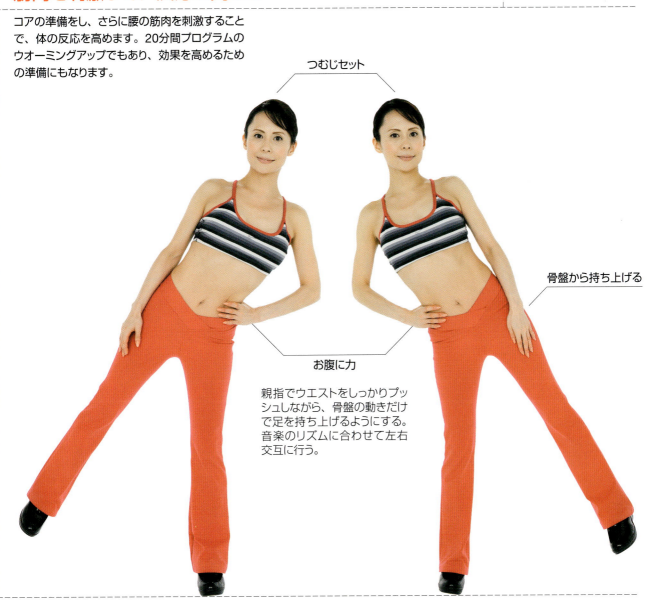

つむじセット

骨盤から持ち上げる

お腹に力

親指でウエストをしっかりプッシュしながら、骨盤の動きだけで足を持ち上げるようにする。音楽のリズムに合わせて左右交互に行う。

DVD 20分 RPB

### ウエストを刺激して

ウエストを押さえる指には、グッと力を込めて。手の力だけで上半身を倒していく感覚で押さえましょう。

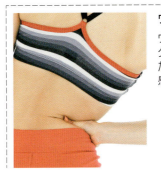

# 骨盤側方傾斜

## ウエストから足を動かして、美脚効果

骨盤を安定させていきます。両手を腰にあて、その手で腰骨を持ち上げ、かかとを浮かせるような感覚で動かしましょう。ウエストから足を動かすように意識してください。

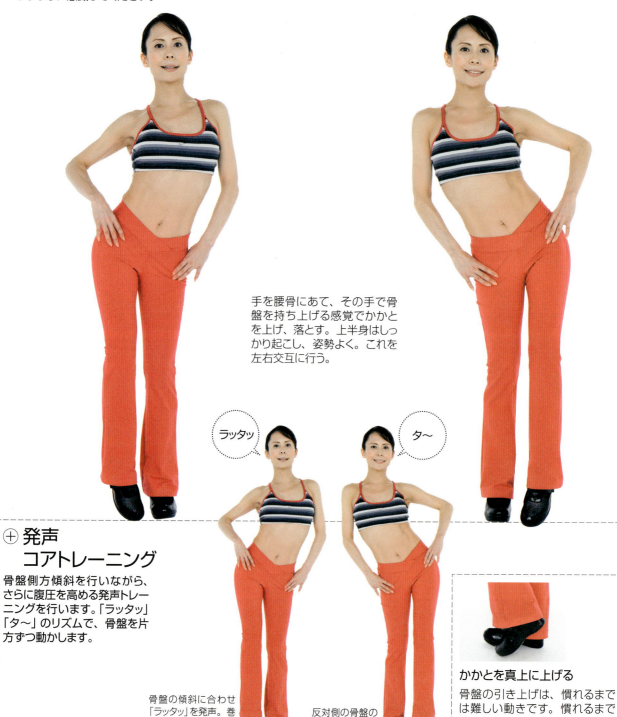

手を腰骨にあて、その手で骨盤を持ち上げる感覚でかかとを上げ、落とす。上半身はしっかり起こし、姿勢よく。これを左右交互に行う。

## ⊕ 発声 コアトレーニング

骨盤側方傾斜を行いながら、さらに腹圧を高める発声トレーニングを行います。「ラッタッ」「タ〜」のリズムで、骨盤を片方ずつ動かします。

骨盤の傾斜に合わせ「ラッタッ」を発声。巻き舌が可能な人は、巻き舌で行う。

反対側の骨盤の傾斜に合わせ「タ〜」を発声。

### かかとを真上に上げる

骨盤の引き上げは、慣れるまでは難しい動きです。慣れるまでは、かかとを真上に上げることで、骨盤を押し上げましょう。

# 股関節スピン

## キレイなヒップラインを作り、内ももをシェイプ

サビつきがちな股関節をゆるめていきます。足を動かすときは、足のつけ根、股関節から動かす意識で「内→外→内」のリズムで。「つむじセット」を忘れずに。

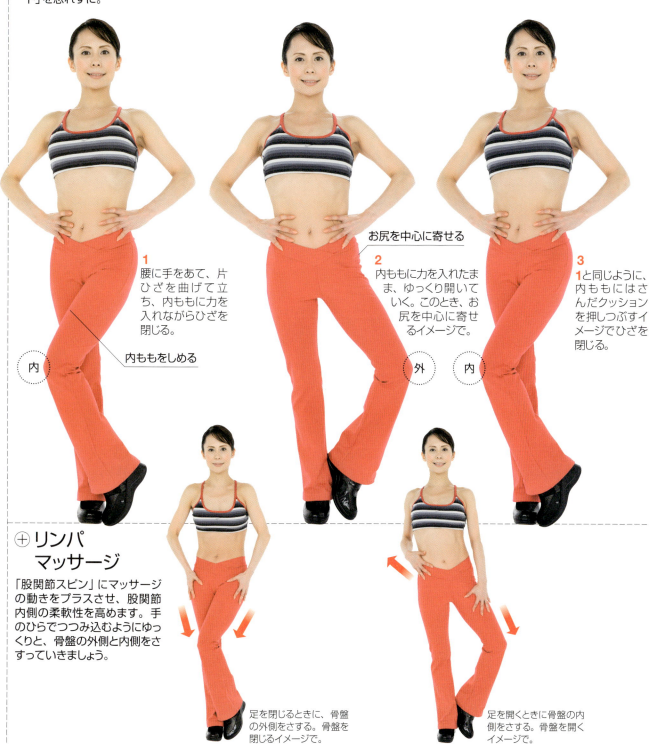

**1** 腰に手をあて、片ひざを曲げて立ち、内ももに力を入れながらひざを閉じる。

内ももをしめる

**2** 内ももに力を入れたまま、ゆっくり開いていく。このとき、お尻を中心に寄せるイメージで。

お尻を中心に寄せる

**3** 1と同じように、内ももにはさんだクッションを押しつぶすイメージでひざを閉じる。

DVD 20分 RPB

### ⊕ リンパマッサージ

「股関節スピン」にマッサージの動きをプラスさせ、股関節内側の柔軟性を高めます。手のひらでつつみ込むようにゆっくりと、骨盤の外側と内側をさすっていきましょう。

足を閉じるときに、骨盤の外側をさする。骨盤を閉じるイメージで。

足を開くときに骨盤の内側をさする。骨盤を開くイメージで。

# 骨盤スピン

## ぽっこり下腹をへこませ、小尻づくり

骨盤、股関節の深層筋を鍛えます。片足を軽く前に置いてつま先をワイパーのように「内→外→内」と股関節から動かしていきましょう。

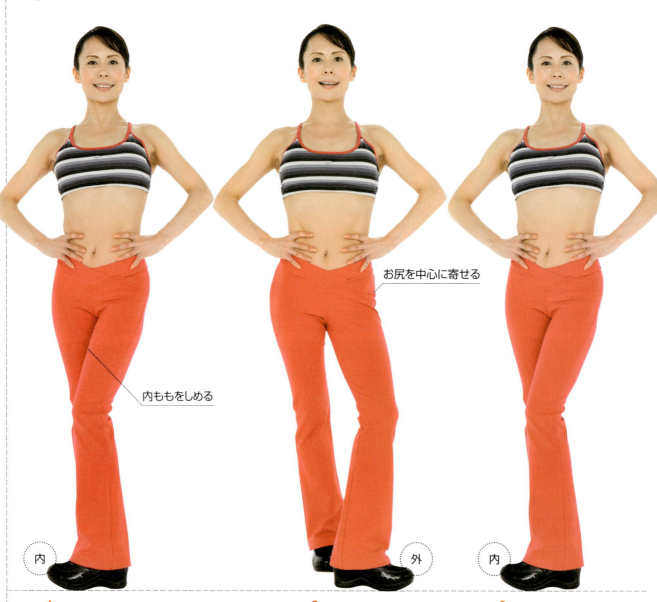

お尻を中心に寄せる

内ももをしめる

内　　　外　　　内

**1**
腰に両手をあてて片側の足を軽く前に出し、かかとを支点にしてつま先を内側に回す。

**2**
つま先を、今度は外側に向けて回す。股関節をくるくる回すイメージで。

**3**
再び内側に回す。この「内→外→内」の動作を繰り返し行う。

# 骨盤スピン＋腰つかみ

## ウエストをしぼって、ヒップアップ

「骨盤スピン」から、さらに腰をねじり、骨盤の柔軟性を高めます。手で腰をつかんでスピンさせ、顔はしっかり正面に向けることで、より骨盤が回ります。

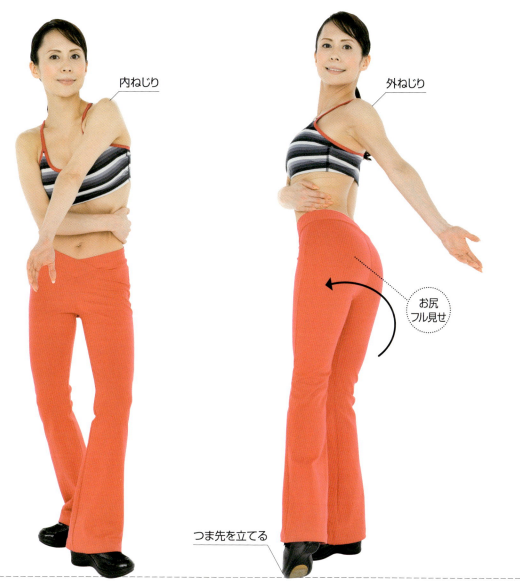

内ねじり

外ねじり

お尻フル見せ

つま先を立てる

**1**
「骨盤スピン」の要領で動かしてる足と、逆側の手で腰をつかむ。肩は内にねじる。

**2**
つかんだ腰を引っ張り、お尻を前に見せるように骨盤を持ち上げる。肩を外にねじることで、さらにねじりが強まる。

# 骨盤前傾・後傾

## お尻を引き締め、血行促進

お腹とお尻の緊張をほぐし、引き締めていきます。指先のサポートで骨盤をしっかり前後に動かします。押したときにつま先を上げ、お尻を後ろに突き出しましょう。

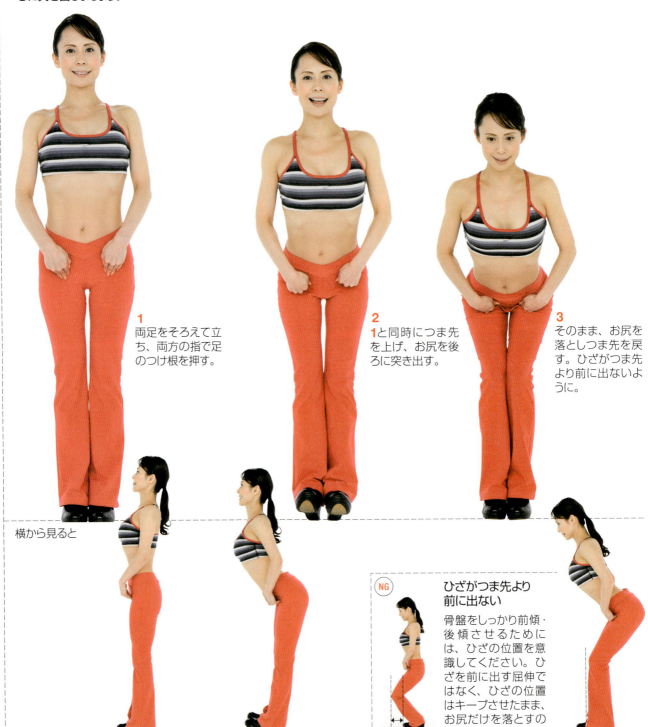

**1** 両足をそろえて立ち、両方の指で足のつけ根を押す。

**2** 1と同時につま先を上げ、お尻を後ろに突き出す。

**3** そのまま、お尻を落としつま先を戻す。ひざがつま先より前に出ないように。

横から見ると

**NG ひざがつま先より前に出ない**

骨盤をしっかり前傾・後傾させるためには、ひざの位置を意識してください。ひざを前に出す屈伸ではなく、ひざの位置はキープさせたまま、お尻だけを落とすのがポイント。

# 肩甲骨スクワット

## 背中全体を、すっきり引き締める

「骨盤前傾・後傾」の動きに、肩甲骨の動きをプラスさせ、背中を鍛えます。足の動きに合わせて、肩甲骨を大きく振り、スクワットをするような感じで全身を動かしていきましょう。

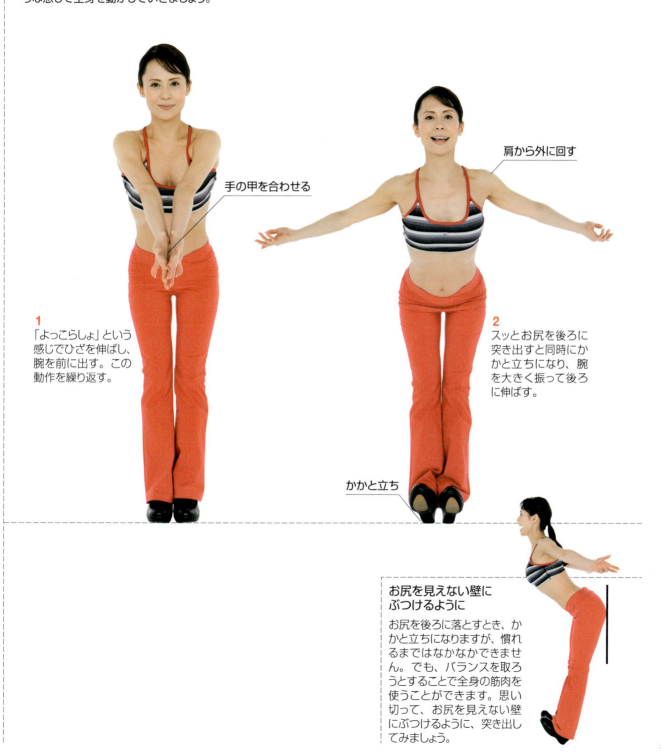

手の甲を合わせる

**1** 「よっこらしょ」という感じでひざを伸ばし、腕を前に出す。この動作を繰り返す。

肩から外に回す

**2** スッとお尻を後ろに突き出すと同時にかかと立ちになり、腕を大きく振って後ろに伸ばす。

かかと立ち

DVD 20分 RPB

### お尻を見えない壁にぶつけるように

お尻を後ろに落とすとき、かかと立ちになりますが、慣れるまではなかなかできません。でも、バランスを取ろうとすることで全身の筋肉を使うことができます。思い切って、お尻を見えない壁にぶつけるように、突き出してみましょう。

# つま先スクワット

## キュッと足首、キレイなふくらはぎを作る

意外と難しいつま先立ち。ふくらはぎを引き締め、足長効果大のエクササイズです。つま先立ちになるときは、思い切り背伸びをして全身を伸ばしましょう。

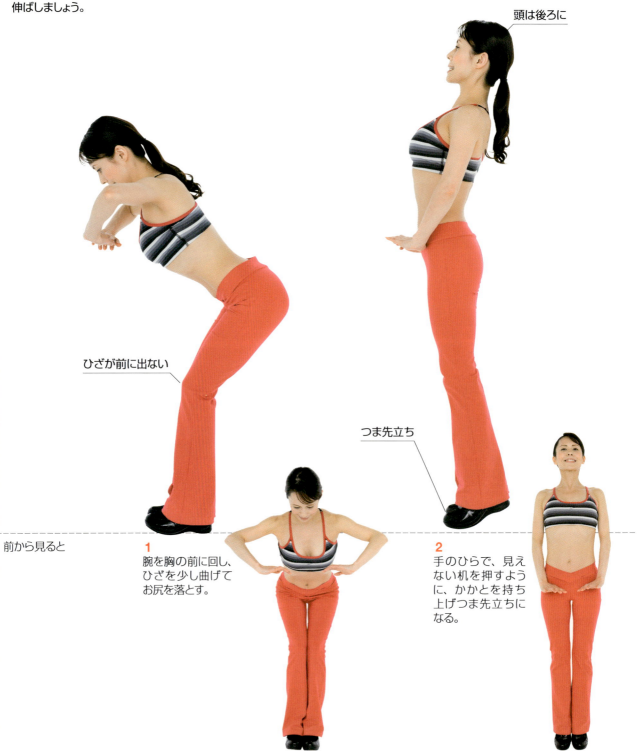

頭は後ろに

ひざが前に出ない

つま先立ち

前から見ると

**1** 腕を胸の前に回し、ひざを少し曲げてお尻を落とす。

**2** 手のひらで、見えない机を押すように、かかとを持ち上げつま先立ちになる。

# バックスピン

## 重心を後ろにすることで、全身の筋肉を活用

股関節を後ろにスピンさせ、重心を後ろに持っていくことで普段使わない筋肉にスイッチを入れます。「つむじセット」も忘れずに。

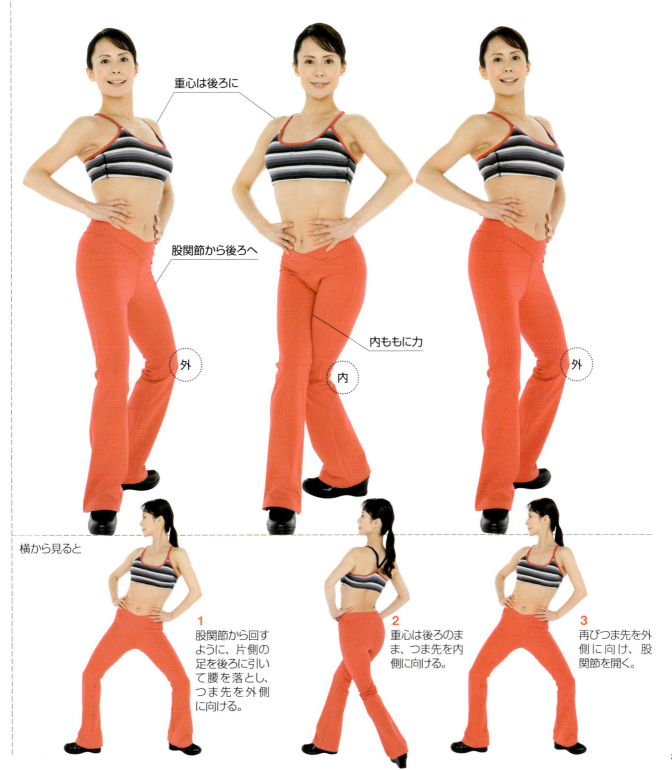

横から見ると

1. 股関節から回すように、片側の足を後ろに引いて腰を落とし、つま先を外側に向ける。
2. 重心は後ろのまま、つま先を内側に向ける。
3. 再びつま先を外側に向け、股関節を開く。

DVD 20分 RPB

# バックスピン —バリエーション①

## 軸を作って、スタイルバランスを整える

「バックスピン」に加えて、胸の前で手を合わせて合掌のポーズをとり、体の中心軸をつくります。しっかりと体の中心をイメージして骨盤をくるくる回していきましょう。

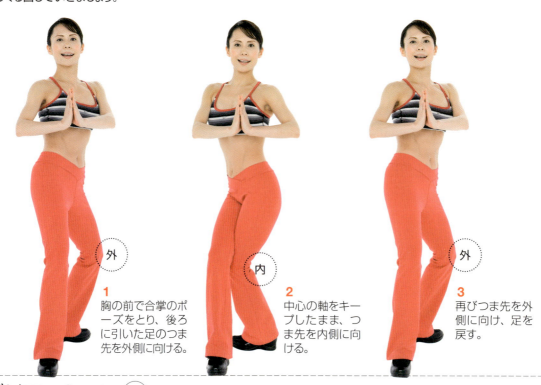

**1** 胸の前で合掌のポーズをとり、後ろに引いた足のつま先を外側に向ける。

**2** 中心の軸をキープしたまま、つま先を内側に向ける。

**3** 再びつま先を外側に向け、足を戻す。

## バリエーション②

合掌ポーズで中心軸が取れるようになったら、肩甲骨の動きをプラスさせ、脂肪燃焼効果を高めます。ひじ下を前後に動かすだけですが、上半身の脂肪燃焼率を高めます。

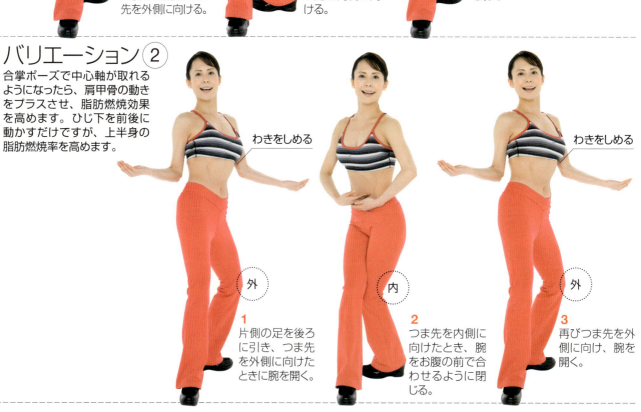

わきをしめる

**1** 片側の足を後ろに引き、つま先を外側に向けたときに腕を開く。

**2** つま先を内側に向けたとき、腕をお腹の前で合わせるように閉じる。

**3** 再びつま先を外側に向け、腕を開く。

# バックスピン+骨盤スピン

## バランス能力を高めながらシェイプアップ

「バックスピン」に「骨盤スピン」を組み合わせ、連続したスピンの動作を繰り返します。少し長めの20分間プログラムのラストです。どんどん脂肪を燃焼させましょう。

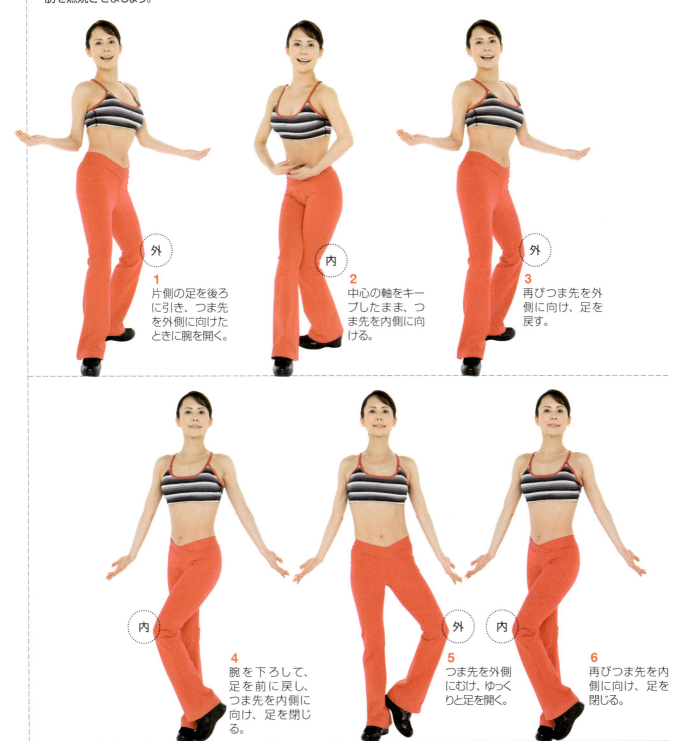

**1** 片側の足を後ろに引き、つま先を外側に向けたときに腕を開く。

**2** 中心の軸をキープしたまま、つま先を内側に向ける。

**3** 再びつま先を外側に向け、足を戻す。

**4** 腕を下ろして、足を前に戻し、つま先を内側に向け、足を閉じる。

**5** つま先を外側にむけ、ゆっくりと足を開く。

**6** 再びつま先を内側に向け、足を閉じる。

column②

## RPBをもっと楽しく！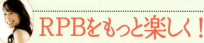

「楽しみながら動く」のもRPBでは大切なことです。
ここでは、より楽しむためのちょっとしたポイントを紹介します。

### 鏡を見ながら脂肪を燃やす

　ＲＰＢは、姿見などを見て自分の姿を確認しながら動くのがポイント。ＤＶＤの先生の動きと見比べ、正しく体を動かすことができ、脂肪燃焼率が飛躍的に高まります。また、はじめはぎこちなかった動きがどんどん上達してくると、実感がわき、さらにレッスンを楽しめます。

### 30分プログラム鑑賞で脳トレ

　「骨盤リズムＲＰＢ」内のプログラムは、3つに分かれています。10分、20分プログラムは基本動作＋αで構成されています。30分プログラムは上級者向けになっているので、最初のうちは動きについていけず、あきらめてしまうかもしれません。でも、基本動作の動きに慣れたら、30分プログラムも試してみてください。30分プログラムのあめのもり先生を見るだけでも、価値があります。見ているうちに、やりたくなる魔法のＤＶＤです。

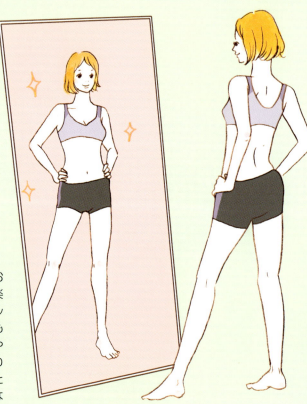

### 美体になりきる

　鏡に自分の姿を映すなら、おしゃれな格好でやったほうが楽しさもアップします。おうちレッスンでは気分の盛り上がりも必要です。露出度の高い、はやりのフィットネスウエアで、なりきりましょう。露出度が高いと体の動きがよくわかるだけでなく、日々の効果がはっきり見て取れるのです。アナタ自身が、アナタを見ているのです。だから少しでもキレイな自分を鏡に映し、見られてるという意識を持つと、ほんとうにその気になってきますよ。

### 「3kgやせる！」と自分に魔法をかける

　ＲＰＢを楽しむために一番大切なのは「頑張りすぎないで、目標を持つ」ことです。頑張りすぎると、心にも体にも負担をかけてしまい、失敗したり、あきらめてしまうことにつながります。できない日は、すっぱりやめて「今日はゆっくり休めてよかった」と、前向きに考えるようにしてください。また、目標を持つことも大切です。たとえば「３kgやせる！」という目標があれば、自然と続けたくなるものです。頑張りすぎず、なまけすぎずが、ＲＰＢを楽しく続けるコツです。

絶対！ 究極美体をつくれる
# 30分間RPB

本格的に体を動かし、美しいボディラインをつくるための、30分間ＲＰＢエクササイズです。
頭の中でイメージしながら体を動かしていけば、脳の活性化にもつながります。
知的なエクササイズを楽しんでください。

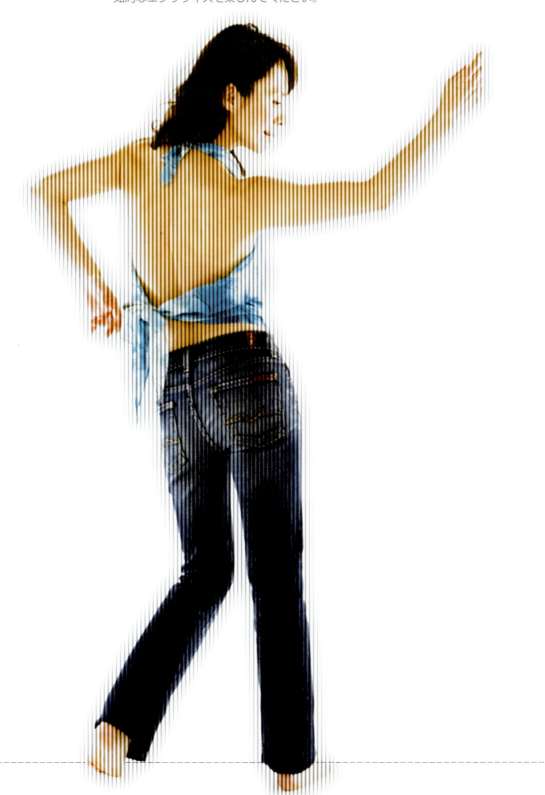

# グッパー呼吸法

## 体を緊張・弛緩させ、自律神経のバランスをはかる

息を思い切り吸いながら手にグーッと力を入れ、パーと広げると同時に息を吐き出す呼吸法です。この呼吸法を行って、余分な力みを抜き、全身をリセットしましょう。

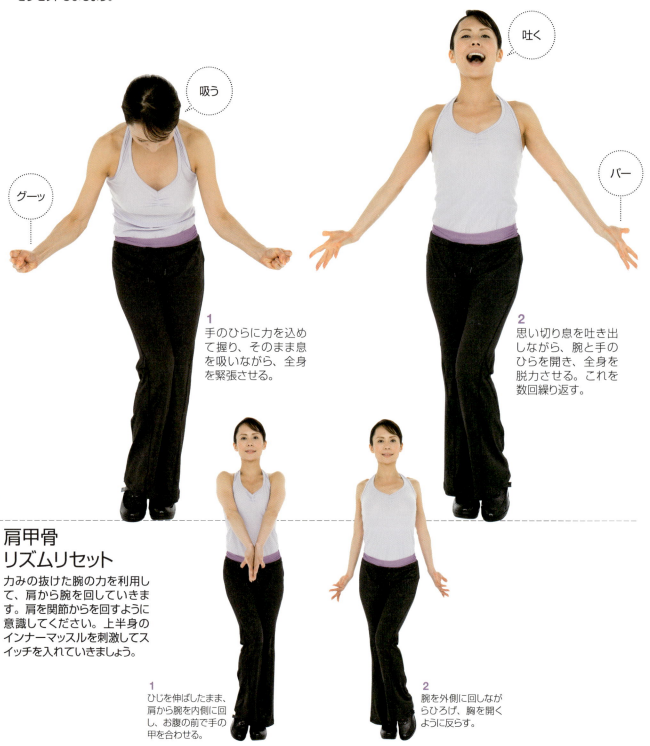

**1** 手のひらに力を込めて握り、そのまま息を吸いながら、全身を緊張させる。

**2** 思い切り息を吐き出しながら、腕と手のひらを開き、全身を脱力させる。これを数回繰り返す。

## 肩甲骨リズムリセット

力みの抜けた腕の力を利用して、肩から腕を回していきます。肩を関節から回すように意識してください。上半身のインナーマッスルを刺激してスイッチを入れていきましょう。

**1** ひじを伸ばしたまま、肩から腕を内側に回し、お腹の前で手の甲を合わせる。

**2** 腕を外側に回しながらひろげ、胸を開くように反らす。

# ショートレバー・インナーマッスル

## 首を長くしながら、目指せ！　首なが美人

背中の肉に埋もれた肩甲骨を積極的に動かし、すっきりした背中と、細く長い首をつくります。腕よりも肩をしっかり動かすことを意識してください。

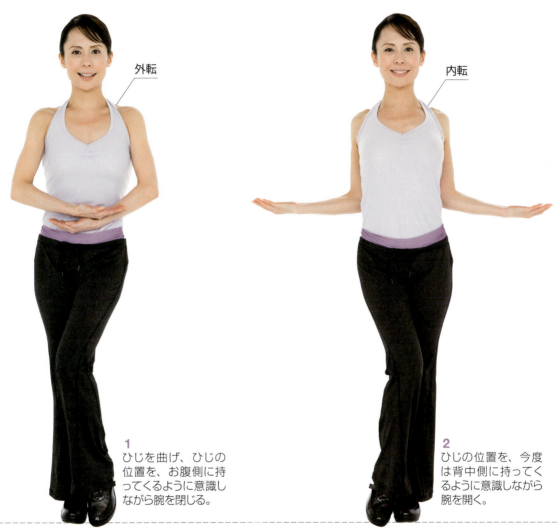

外転

内転

**1** ひじを曲げ、ひじの位置を、お腹側に持ってくるように意識しながら腕を閉じる。

**2** ひじの位置を、今度は背中側に持ってくるように意識しながら腕を開く。

DVD 30分 RPB

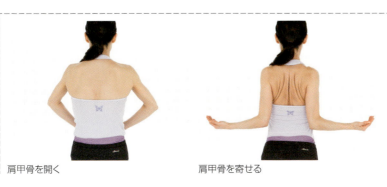

肩甲骨を開く

肩甲骨を寄せる

### 肩甲骨を動かすほど、脂肪燃焼！

肩よりも肩甲骨に意識を集中させましょう。肩甲骨を広げたり、寄せたりすることで、背中全体の大きな筋肉を動かすことにつながり、脂肪燃焼度もアップします。

# ロングレバー・インナーマッスル

## 肩まわり全体を使って、ていねいに肩甲骨を動かす

ひじを伸ばし、肩と肩甲骨を、上下に旋回させます。上腕骨を意識して、腕全体をねじるのがポイントです。片側ずつていねいに外側、内側と回していきましょう。

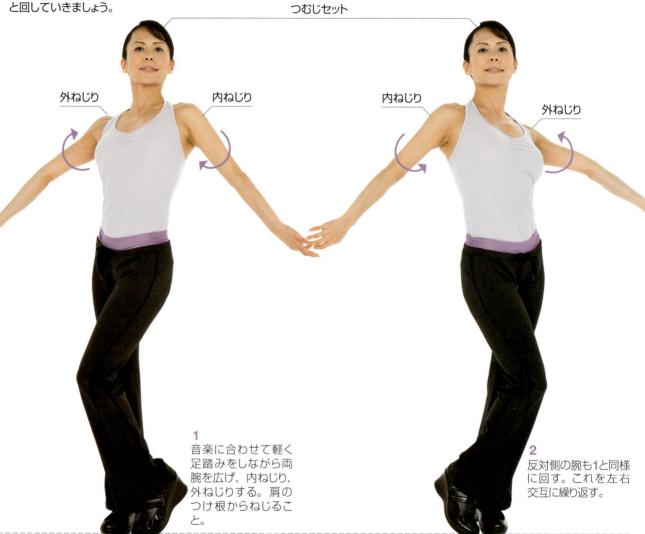

**1** 音楽に合わせて軽く足踏みをしながら両腕を広げ、内ねじり、外ねじりする。肩のつけ根からねじること。

**2** 反対側の腕も**1**と同様に回す。これを左右交互に繰り返す。

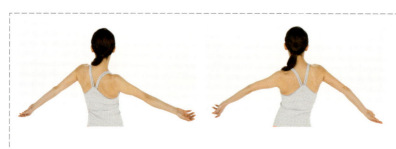

### 腕は真横に伸ばしたままで

このロングレバーは、肩・肩甲骨周辺のインナーマッスルを働かせるのが狙いです。そのためには、腕は横に伸ばし、その位置をキープしたまま、肩から腕をねじることが大切。腕が、前後に動くと効果的ではありません。

# 肩甲骨スクワット

## 肩甲骨を動かし、上半身の脂肪燃焼スイッチを入れる

肩甲骨を動かしながら、下半身はスクワットをします。両腕の重さを感じながら、肩甲骨を回していきましょう。スクワットもはいるので、太もも、お尻の引き締め効果もあります。

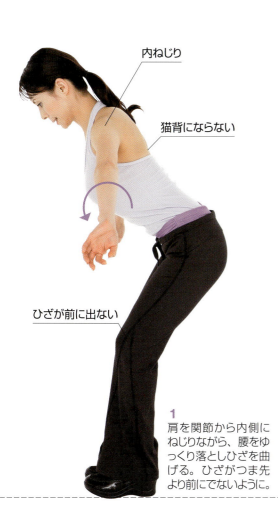

**1** 肩を関節から内側にねじりながら、腰をゆっくり落としひざを曲げる。ひざがつま先より前にでないように。

ラベル: 内ねじり／猫背にならない／ひざが前に出ない

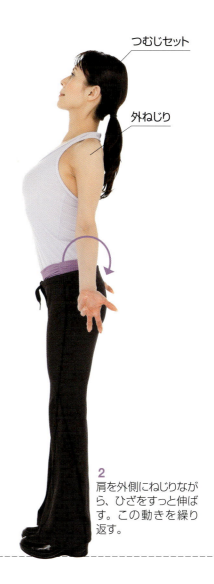

**2** 肩を外側にねじりながら、ひざをすっと伸ばす。この動きを繰り返す。

ラベル: つむじセット／外ねじり

DVD 30分 RPB

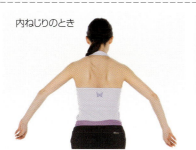

内ねじりのとき

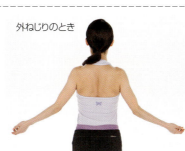

外ねじりのとき

### 肩甲骨を浮き上がらせる

肩甲骨をしっかり動かし、周囲の筋肉を柔軟にすると、肩甲骨はここまで浮き出すのです。背中が一番やせにくいのは、筋肉を動かすのが難しいからです。肩甲骨を積極的に動かすことで、背中をすっきりさせることができます。

# リズムトレーニング

## 中心をしっかりと意識し、より美しい動きを

横隔膜を刺激することでコアを鍛えます。また、このリズムトレーニングは、30分間プログラムのクライマックスでも登場しますので、しっかり覚えてください。

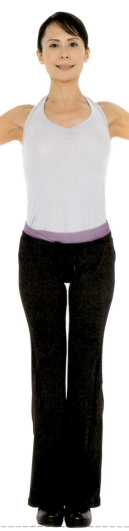
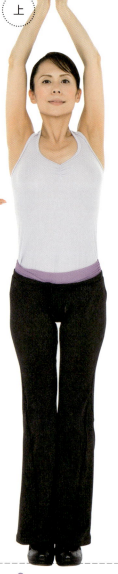
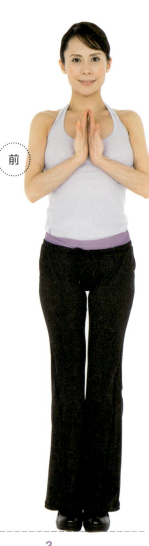

**1**
手のひらを上にして、両腕を真横に伸ばす。

**2**
ゆっくりと両腕を上げ、頭の上で手の甲を合わせる。

**3**
手の甲を合わせたまま、ぐるんと手前に一回転させて胸の前に下ろす。

# コアセット

## 上半身からコアへ、よりインナーを鍛える

ウエストを、力を集めるように手で押さえて刺激していきます。グッと強い力で押さえましょう。最初は体を倒し、慣れてきたら頭は倒さないようにして行ってください。

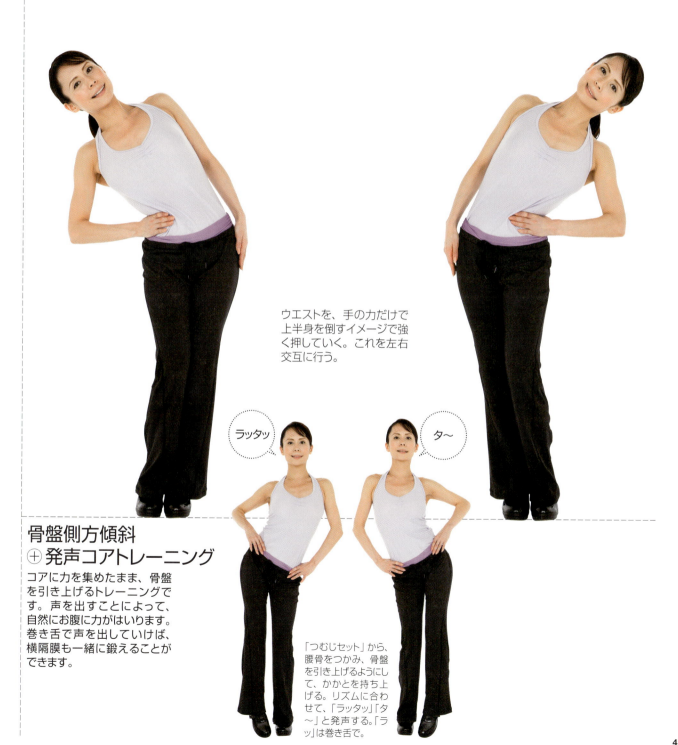

ウエストを、手の力だけで上半身を倒すイメージで強く押していく。これを左右交互に行う。

ラッタッ　タ〜

### 骨盤側方傾斜
### ⊕ 発声コアトレーニング

コアに力を集めたまま、骨盤を引き上げるトレーニングです。声を出すことによって、自然にお腹に力がはいります。巻き舌で声を出していけば、横隔膜も一緒に鍛えることができます。

「つむじセット」から、腰骨をつかみ、骨盤を引き上げるようにして、かかとを持ち上げる。リズムに合わせて、「ラッタッ」「タ〜」と発声する。「ラッ」は巻き舌で。

DVD 30分 RPB

# 骨盤側方傾斜+肩甲骨スピン

## 気持ちよく声を出して、コアを鍛える

「骨盤側方傾斜」で骨盤周辺の深層筋を動かしながら、肩甲骨をスピンさせることで上半身の深層筋を刺激していきます。肩甲骨を上手につかい、前後に動かしていきましょう。

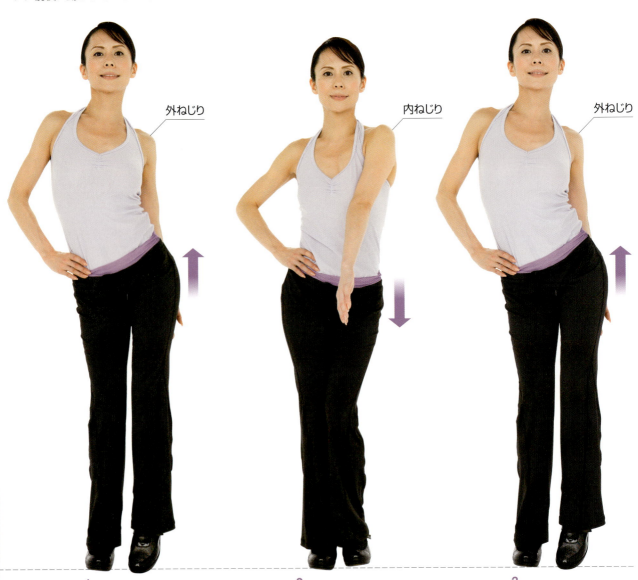

**1** 骨盤を引き上げ、腕は肩から外にねじり、下に落とす。

**2** 骨盤を戻し、腕は肩から内にねじる。

**3** もう一度、わき腹の縮みを意識しながら骨盤を引き上げ、腕を外ねじり。

# 骨盤+肩甲骨スピン

## ウエスト・二の腕の引き締めと美脚効果

骨盤は「内→外→内」にスピンさせ、同時に肩甲骨は「外→内→外」にスピンさせることで、さらにねじりを強めます。お尻をチラッと見せるのがコツ。

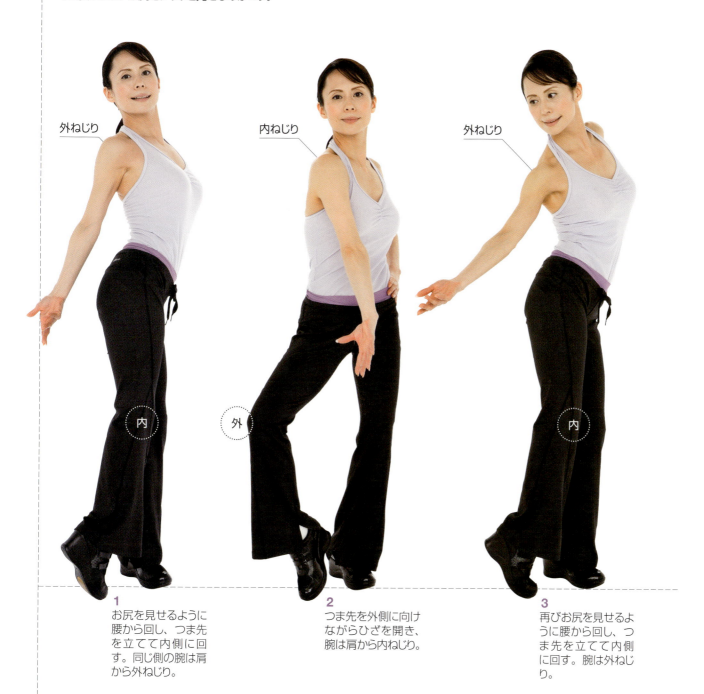

**1**
お尻を見せるように腰から回し、つま先を立てて内側に回す。同じ側の腕は肩から外ねじり。

**2**
つま先を外側に向けながらひざを開き、腕は肩から内ねじり。

**3**
再びお尻を見せるように腰から回し、つま先を立てて内側に回す。腕は外ねじり。

# 骨盤スピン+スウィング

## バランス能力向上

「骨盤スピン」のレベルアップバージョン。片足バランスで「内→外→内」のリズムに合わせて、腕を大きくスウィングさせましょう。重心は後ろ、頭も後ろへと。

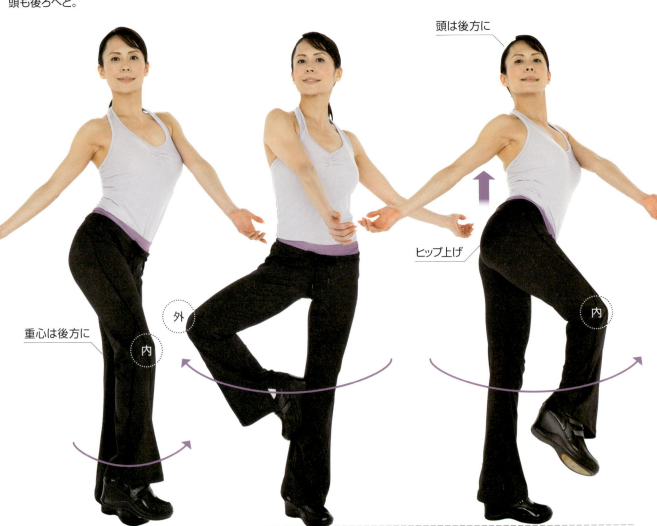

**1**
片足を浮かせ、骨盤を回してお尻を前に出し、両腕を開く。

**2**
骨盤と一緒に股関節も外側に開くように、足を外股バランスにする。腕は開いた足と反対側に振る。

**3**
再び腰を内側に回して、両腕を開く。

# バックスピン―バリエーション①

## 全身のバランスを整えていく

全身の体軸を感じながら、後ろに引いた足を、股関節から「外→内→外」に回していきます。重心は後ろに引いた足に乗せるように意識して。

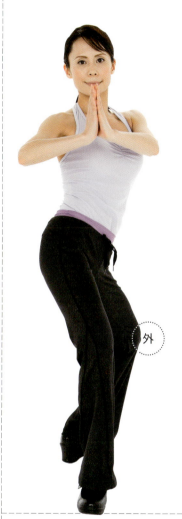

**1**
合掌のポーズをとり、片側の足を股関節から回すように後ろに引き、つま先を外側に向ける。

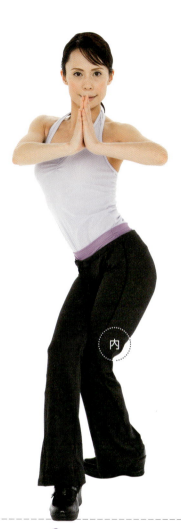

**2**
内ももに力を入れて、つま先を内側に向ける。

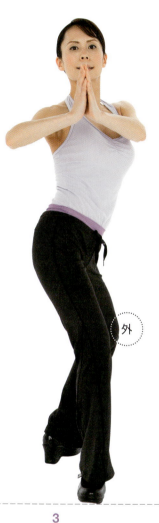

**3**
再びつま先を外側に向け、足を戻す。

DVD 30分 RPB

# バックスピン—バリエーション②

## しなやかに動いて、カービィーボディを作る

「バックスピン」にリズムトレーニングの動きをプラスさせていきます。足の「外→内→外」のリズムに合わせて曲線動作をプラスし、女性らしい体を目指しましょう。

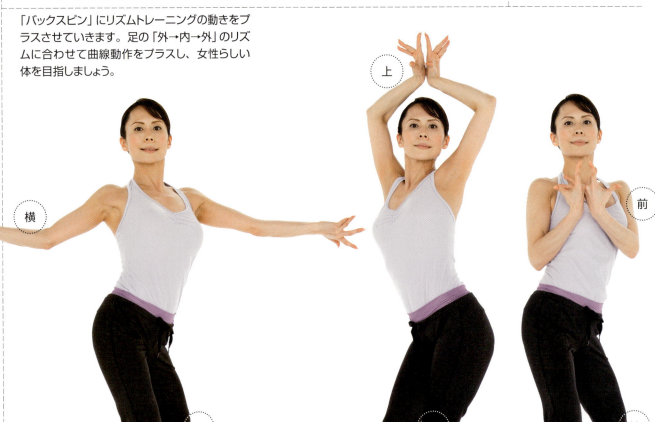

**1**
片側の足を後ろに引き、つま先を外側に向け、腕は横に広げる。

**2**
次は、つま先を内側に向け、腕を上げ手の甲を合わせる。

**3**
つま先を外側に向け、手の甲を合わせたまま手前に一回転させ胸の前へ下ろす。

### 指先に表情を

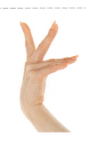

「しなやかさ」を意識することで、体のコアを鍛えることができます。指先に表情をつけてエクササイズを行うと自然に体の動きもしなやかになり、より効率的にボディメイクができます。

# 骨盤スピン＋上肢インナーマッスル

## 全身の流線形動作に挑戦

片足立ちで骨盤を回しながら、肩をやわらかく動かして、インナーマッスルをどんどん刺激していきます。しなやかな曲線動作をイメージして体を動かしましょう。

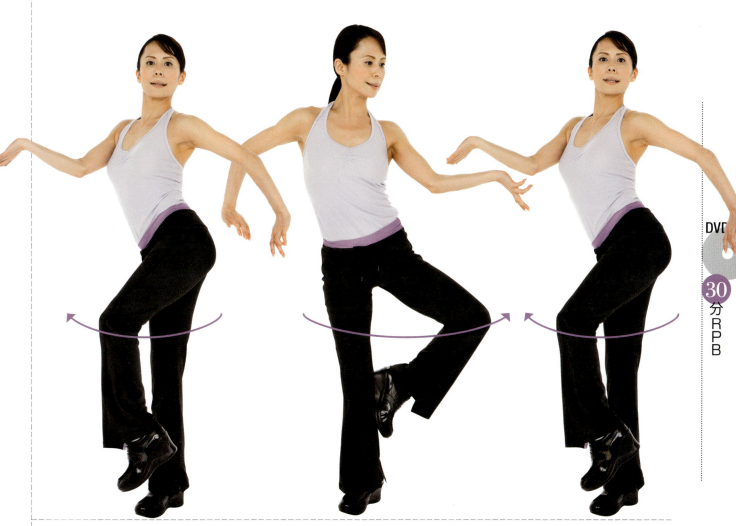

**1**
片足を浮かせ、腰を回しながら足を内側に閉じ、同じ側の腕は内側に回し、反対の腕は外側に回す。

**2**
足を浮かせたまま、骨盤と股関節から足を開き、1の腕を逆に回す。

**3**
再び足を戻し、腰を回しながら足を内側に閉じ、腕を1の状態に戻す。

# バックスピン＋骨盤スピン

## 汗はだくだく、何も考えずに体の動きに集中して

上級者向けのコンビネーションです。頭の中で動作をイメージし、水の中で踊るようにしなやかに動きましょう。

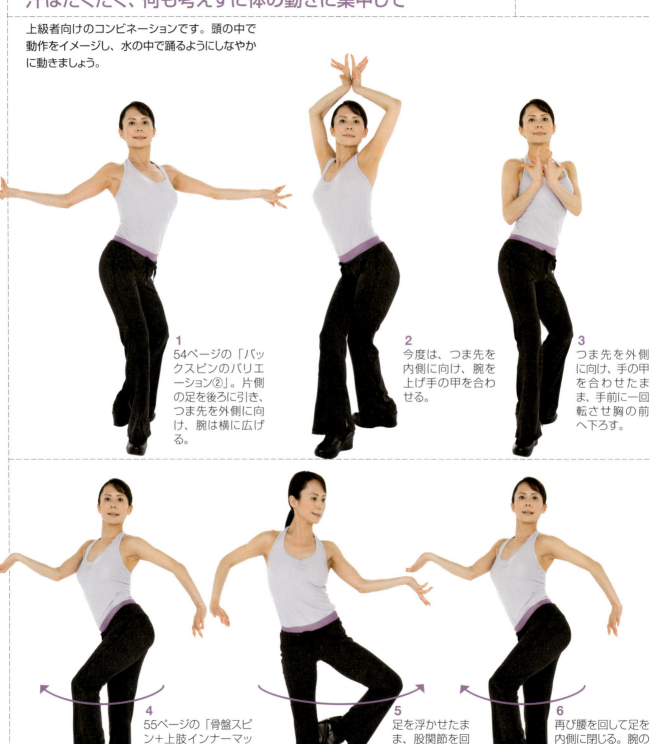

**1** 54ページの「バックスピンのバリエーション②」。片側の足を後ろに引き、つま先を外側に向け、腕は横に広げる。

**2** 今度は、つま先を内側に向け、腕を上げ手の甲を合わせる。

**3** つま先を外側に向け、手の甲を合わせたまま、手前に一回転させ胸の前へ下ろす。

**4** 55ページの「骨盤スピン＋上肢インナーマッスル」につなげる。

**5** 足を浮かせたまま、股関節を回すように足を外側に開く。バランスを保つのがポイント。

**6** 再び腰を回して足を内側に閉じる。腕の動きはしなやかに。

# 骨盤リズムRPB

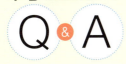

ヨガでもない、エアロビクスでもない、ダンスでもないRPB。
それだけに、疑問や質問も多いと思います。
RPBに関するさまざまな質問にお答えします。

### Q1 いつ、どれくらいのペースでやれば効果的ですか?

　空腹時、満腹時ではなく、少しお腹が空いてる昼食や夕食の少し前くらいが一番効果的です。働いてる人は、夕食後30分〜1時間経った、入浴前をおすすめします。プログラムは10分、20分、30分の3種類がありますが、毎日10分を続ける、または平日は10分を行い、週末空いた時間に20分、30分しっかりやるなど、自分にあったペースで無理なく行ってください。大切なのは続けることです。

### Q2 効果はいつ頃からあらわれますか?

　個人差もありますが、毎日20分以上のエクササイズを2週間続ければ、体の変化を感じると思います。RPBは深層筋を鍛えて脂肪を燃焼します。筋肉を鍛えると、一時的に体重の変化があらわれない、またはスタート時は体重が増えることがありますが、脂肪は燃焼し続けます。RPBの特徴は、体重より先にサイズに効果があらわれることです。時期を越えれば必ず体重は減っていくので、継続していくことをおすすめします。

### Q3 10分間のプログラムだけでもやせますか?

　最近の脂肪燃焼におけるメカニズムでは、体を動かした瞬間から脂肪も同時に燃焼しているといわれています。10分間プログラムだけでも確実に効果はあります。ただ、継続しなければ意味がありません。できれば毎日10分間のプログラムだけでもやることをおすすめします。加えて、休日や体調の良いときに20分、30分のプログラムを行えば、さらに脂肪燃焼の効果は高まります。

### Q4 DVDの先生の動きについていけません。

　RPBは、骨盤と同時に肩甲骨を動かすのが特徴です。慣れないうちは、混乱するかもしれません。まずは、足の動きだけ、手の動きだけというようにパーツ別に見て動きを真似してみてください。たとえば股関節スピンなら、股関節と足の動きを見てマスターし、次の日から手も真似する、というように練習してください。目で動きをとらえ、何度も練習を繰り返せば、必ず上達していきます。

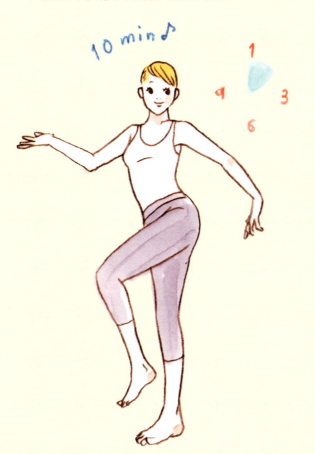

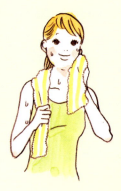

## Q5
### 先生のように
### もっと汗をかきたい！！

　付録DVDでも私は汗をびっしょりかいています。皆さんも、きちんと体を動かすことで、大量の汗をかけます。汗がでにくい人は、代謝が低いと考えられます。ＲＰＢは内側から筋温を上げ、代謝をよくする効果のあるエクササイズです。続ければ毛穴もトレーニングされ、心地よい汗をかけるようになります。ただ、汗をかく＝脂肪が燃えているわけではありません。ですので、サウナスーツを着て動くなど、心臓に負担をかける行動は逆効果です。

## Q6
### 骨盤がちゃんと動いているか
### どうかがわかりません。

　伸び感を目安にすると、骨盤が動いているかどうかがわかります。たとえば骨盤の側方傾斜なら、右の骨盤を上げたとき、左側のわき腹がピンと伸びる。骨盤の後傾のときは背中が、前傾のときはお腹がピンと伸びます。その伸び感が感じられたら、骨盤はちゃんと動いているということになります。伸び感を意識することによって上手に骨盤を動かすことができます。

## Q7
### もっと激しく動かなくて
### いいのですか？

　ＲＰＢは体の深層筋と呼ばれる筋肉を鍛え、内側からキレイになるエクササイズです。激しく動いて、体に緊張や負担を与えるときに使われる筋肉は、表層筋といいます。その表層筋を鍛えてしまうと、筋肉質な体形になってしまい、その上深層筋も鍛えることができなくなってしまいます。女性らしい美しいボディメイキングをするため、体に負担をかけずに、無理なくマイペースに動いていきましょう。

## Q8
### 食べすぎ、飲みすぎの後は、
### たくさん動いたほうがいいですか？

　いきなりエクササイズの本数を増やしたり、練習量を増やすのは逆効果で、ストレスの原因になってしまいます。ストレス状態に陥ると、体は一番手っ取り早い食欲で解消しようとしてしまいます。ですから、1日、2日、レッスンをお休みしても、3日目からまたはじめてください。食べすぎたり飲みすぎたりしても焦らないで「美味しかったなあ」と前向きにとらえ、コンスタントに続けていきましょう。そのほうが体も安心し、ストレスも溜まらず、長く続けていくことができます。

## Q9
### 食事は制限したほうが
### いいですか？

　特に制限は必要ありません。ただし、栄養バランスの取れた食生活をこころがけてください。RPBを行ってるからといって、お菓子やご飯を食べすぎてもいいわけではありません。かといって、食事を制限しすぎると、今度はストレスのもととなり、リバウンドを起こしてしまいます。3食きちんとバランスの取れた食事をとり、体に負担をかけてしまうような過食や絶食はしないでください。

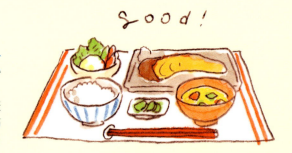

骨盤リズムRPB Q&A

## Q10 他の運動と一緒に行っても大丈夫ですか？

RPBはスポーツ全般のベーストレーニングとしても最適です。バランス感覚がよくなるので、ゴルフやスキーが上手になったという生徒さんもたくさんいます。体に負担をかけない、楽しんでできる運動でしたら、一緒にやっても問題ありません。ただ、一般的なスポーツは表層の筋肉を鍛えるものが多いので、スリムになりたいという目的ならば、RPBだけを集中して行ったほうが効果は高まります。

## Q11 あめのもり先生のレッスンを受けたいのですが。

RPBのレッスンは63ページに掲載してる、各地のスポーツクラブで受けることができます。インストラクターは、RPBメソッドを習得し、断続的に研修も行ってるので、私のレッスンとほぼ変わりありません。私の直接レッスンについては、エクセルシアのホームページで随時更新しています。アドレスは64ページに記載されていますので、そちらで確認してください。

### RPBの注意点

#### 1 妊娠中にやっても平気ですか？

一般的には、妊娠前に行っていた動作は、妊娠中に行っても問題ないといわれていますが、必ず医師に相談してから行ってください。妊娠中の適度な運動は必要なので、私自身は安定期に入ってから、簡単なRPBを行っていました。

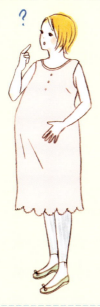

#### 2 「骨盤リズムRPB」をやってはいけない人はいますか？

ひざや腰に痛みを抱えてる人は、必ず医師に相談してください。また、行った後に体に異常を感じた場合も、中止して医師の診断を受けてください。ＲＰＢを行って腰痛が改善されたという声もありますが、腰痛の原因によっては運動してはいけない場合もありますので、不安な人は必ず医師に相談、診断を受けるようにしてください。

#### 3 「骨盤リズムRPB」の注意点を教えてください。

無理をしないでマイペースに行ってください。ストレスを溜めず、長く続けていくことが大切です。動作では、力まかせに動かさないで、筋肉の伸び感と縮み感を目安に動いてください。そして、良い生活習慣をつくるように心がけてください。習慣を良くすればメタボリックも脱出でき、生活習慣病にもかかりません。良い生活習慣の中にRPBを取り入れていけば、より美しく、健康的になれるのです。

### 体験談 1

**1年後、突然体に変化が！**

樋口祐子さん（26歳）は学生時代にバスケットボールをやっていて、肥満ではないけれど、かなり筋肉質な体形でした。引退後も、スポーツクラブで運動は続けていたのですが、体重やウエストが減りません。そこで、あめのもり先生のレッスンに参加してみたら……。

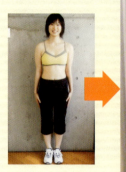

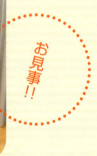

| | |
|---|---|
| RPB歴 | 1年半 |
| 効果があらわれた時期 | 1年後 |
| 体重 | 58kg→55kg |

お見事!!

RPBをはじめたころの樋口さん（左）。肥満ではないが、完全なバスケ体形。今では、マッチョとは無縁のしなやかボディです。

#### 1 バスケのせいで筋肉マンだった

学生時代はバスケットボールの選手だったので、たくましい体つきだったんです。そして、とにかく食べることが大好きだったので、量や栄養を気にせず、食べたいものを、食べたいときに食べていました。そうするとやはり体に出てしまいまして（笑）。

バスケも引退し、「やせよう」と思ってエアロビクスをやってみたんです。跳んだりはねたりして楽しかったし、汗もかけたのですが全然体重が減らなくて……。

そんなある日、スタジオから、キレイな女の人がいっぱい出てくるので、どんなレッスンなんだろうと、不思議に思っていました。それがＲＰＢだったのです。

#### 2 こんなに楽しいのに、効果が出ない……

そこで、試しにレッスンを受けてみたら、とても楽しかったんです。エアロビクスのように、動きは激しくないのに動作の奥が深く、「どうして、ここを動かしながら、ここも動かすの？」といった感じで、全てが新鮮に映り、夢中になっていきました。

でも、最初の1年はとにかく動きを真似することに必死でした。どこを動かしていいのかがわからなかったのです。でも、とにかく骨盤の前傾・後傾だけはできるようになろうと、地道にレッスンに励みました。そして、コツをつかんでからは、おもしろいように他の動きもできるようになってきたんです。

#### 3 コツをつかんだら、あっというまにしなやかボディに

それからは、自分でも驚きの連続です。まず汗の量が変わりました。気になっていたお腹もすっきりし、体重も落ちて体脂肪も減ってきました。はじめは全然動けなかったけれど、1年でやめずに続けてほんとうによかったと、心から自分をほめてあげたい気持ちです。一番うれしかったのは、ガッシリとした肩や足がしなやかになり、服のサイズも変わったこと。RPBをやっていると「もっと変われる」「もっとキレイになれる」って思えるから、とても楽しいんです。

体験談 2

中浜あゆみさん(44歳)は、昔から運動が大嫌いでした。
その上、若いころに試した無茶なダイエットのせいで、
いかにも中年太りの体形に。
近所のジムに通ってはみたものの、長続きはせず。
そんなとき、キレイなインストラクターに出会い、
人生が変わりはじめました。

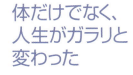
体だけでなく、
人生がガラリと
変わった

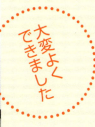

| RPB歴 | 5年 |
| 効果があらわれた時期 | 3カ月後 |
| 体重 | 63kg→39kg |

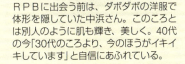
大変よく
できました

RPBに出会う前は、ダボダボの洋服で体形を隠していた中浜さん。このころとは別人のように肌も輝き、美しく。40代の今「30代のころより、今のほうがイキイキしています」と自信にあふれている。

### 1 子どものころから死ぬほど運動が嫌い

RPBに出会ったのは今から約5年前です。家の近所にスポーツクラブができたので、「近いし、行ってみようかな」と軽い気持ちで通いはじめました。当時、すでに過激なダイエットのおかげ(?)で、体重はそこそこ落ちていたのですが、しまりがない体形に悩んでいました。お腹はたるんで、ウエストはなく……。クラブでは、色々なプログラムを試しました。ヨガやエアロビクス、太極拳。どれも汗をたくさんかいて「運動した!」感はあったのですが、頑張りすぎて、1回で燃え尽きてしまうような感じでした。もともと、子どものころから、死ぬほど運動が嫌いだったせいか、長続きしなかったのです。

### 2 クラブで見かけた美人オネエさん

そんなときにクラブでとてもキレイな方を見かけました。お化粧もキチンとして、なにより体が美しい。その人がRPBのインストラクターだったのです。私も「こんなふうにキレイになりたい!」と思って、さっそくRPBのプログラムに参加してみました。

当時は歯科衛生士をしていて、不自然な格好で立ち続ける時間が多く、ずっと腰痛に悩まされていましたが、開始3カ月でうそのように治ったのです。さらに、お腹もへこみ、ウエストが! RPBは運動嫌いの私でもできる上に、体の変化が見て取るようにわかるので、どんどん夢中になっていきました。

### 3 隠すための洋服が、魅せるためのアイテムに

RPBをやっていて、辛いと思ったことは一度もありません。その上、RPBのインストラクターは、皆さんとてもキレイで、ウエアもオシャレ。それまでの私は、洋服は体形を隠すためのものでしかなかったのですが、自分をキレイに見せるためのもの、ということに気がつきました。そして「私も先生のようになりたい」と思い、美に関する意識も強くなりました。RPBのおかげで自分に自信がつき、昔より自分を大好きになれました。私の夢である立ち姿のキレイなおばあちゃんになるために、これからもRPBを続けていきたいと思っています。

### 体験談 3

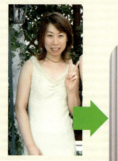

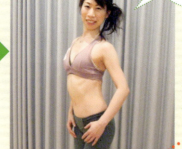

4カ月でウエスト、マイナス7㎝

| RPB歴 | 5年 |
|---|---|
| 効果があらわれた時期 | 4カ月後 |
| 体重 | 50kg→45kg |

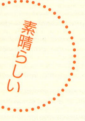

素晴らしい

下村知子さん（36歳）は、運動が苦手でリズム音痴でした。エアロビクスを少しやっていましたが、音楽を聴きながら、なんとなく楽しんでいるという感じだったようです。でも、RPBのレッスンを受けたときに衝撃を受けることになります……。

運動が苦手でリズム音痴だった下村さん。体つきも「おっとり」した感じでしたが、驚異的な効果を上げ、理想のキレイにバク進中です。

### 1 あまりの下手さに、自分でもびっくり

RPBをはじめる前も、スポーツクラブに通って、エアロビクスをやっていたんです。私は、運動が苦手な上にリズム音痴だったので、全然動けなかったのですが、なんとなくRPBのレッスンに参加してみたのです。そうしたらエアロビクス以上に動けなくて……。

エアロビクスと違って、見た目はとっても簡単な動作なのに、全然動けなかったんですよ（笑）。普段動かさないところを、簡単そうに動かしている先生を見て衝撃を受けました。そして、面白いくらいに動けない自分に「どうしてできないの？」と思って、RPBのレッスンに通うようになったんです。

### 2 RPBを理解したらみるみる効果があらわれ

RPBで、体のどの部分を動かせばいいか、が少し意識できるようになってから、4カ月でウエストが7㎝細くなりました。体重も5kg減り、お通じもよくなったんです。運動神経もよくなりました。体のラインもキレイになり、姿勢がよくなったので洋服も似合うようになり、とにかく前向きになりました。

自分に自信が持てるようになって、仕事も私生活も楽しいんです。私はやせてる＝キレイだとは思いません。キレイな人は、歩き方や姿勢、雰囲気にあらわれると思っています。RPBを続けていれば、理想のキレイを手に入れることができると思っています。

### 3 5年間も続けたのに、まだまだもっと続けたい！

RPBを続けて約5年になりますが、ちゃんと自分で「できた」と思えるようになるまでは1年ぐらいかかりました。でも、辛いと思ったことはありません。「できるようになりたい」という気持ちが強かったですね。

RPBの魅力は、ダイエットが目的でも、RPBそのものが楽しくなってくるということだと思います。どうにか動けるようになってやろうと思って、何度も先生の話を聞きにいったりもしました。「できた」と思えてからは、ますます面白くなって、体が気持ちよくて爽快感にあふれました。今は、もっと動けるようになりたいです。RPBによって、自分の体がどこまで動けるようになるのかが、この先楽しみなんです。

# RPBプログラム教室一覧

『骨盤リズムRPBダイエット』のRPBプログラムが受けられる施設です。
考案者あめのもりようこ先生が主宰するアカデミーを
卒業したインストラクターによるレッスンが受けられます。
クラスの名称などは、各店舗によって異なりますので、直接お問い合わせください。

### 株式会社ルネサンス
http://www.s-re.jp/

赤羽・青砥・曳舟・石神井公園・ひばりが丘・相模大野・稲毛・大和・浦安・天王町・浦和・東久留米・亀戸・東伏見・橋本・富士見台・経堂・北戸田・光が丘・北砂・港南中央・北千住・国立・北朝霞・三軒茶屋・幕張・春日部・野田・新浦安・両国・西国分寺・練馬高野台・蕨
※以上はPRBメソッドを実施

長崎ココウォーク・久宝寺・静岡・広島緑井・郡山・登美ヶ丘・春日・アリオ札幌・福山春日・広島BPT・広島東千田・千里中央・小倉・熊本・水戸・甚目寺・コクール名古屋・住之江・名古屋小幡・イオンモール福岡・福岡大橋・熊本南・岐阜LCワールド・トーア沼津・名古屋熱田・札幌平岸・神戸・伊丹・大分・泉大津・福岡香椎・佐世保・福山多治米・玉島・京都山科
※以上はRPBエッセンスを実施

### ドゥミルネサンス
https://www.demi-re.jp/og/

目黒・田町三田・高田馬場・新橋・池袋

### 株式会社ティップネス
https://www.tipness.co.jp/

綾瀬・大泉学園・吉祥寺・中野・横浜・町田・蒲田・田無・東武練馬・喜多見・藤沢・戸塚・南行徳・五反田・木場・国分寺・国領・三軒茶屋・新小岩・西葛西・川口・川崎・ティップ．クロスTOKYO新宿・ティップ．クロスTOKYO池袋・丸の内スタイル

### 東急スポーツシステム
http://www.tokyu-sports.com/

あざみ野・青葉台・碑文谷・二子玉川・たまプラーザ

### 株式会社ジェイアール東日本スポーツ（ジェクサー）
http://jresports.co.jp/

### 野村不動産ライフ&スポーツ株式会社（メガロス）
http://www.megalos.co.jp/

吉祥寺・神奈川・立川・武蔵小金井・葛飾・本八幡・立川・上永谷・相模大野・三鷹・浦和

### 株式会社エイム
https://www.fitness-aim.com/

エイム21・エイムムーンフォート・エイムフェイス・エイムスクエアゲイト・エイムスカイシップ
※スタイルコントロールを実施

### セサミスポーツクラブ・三鷹店
http://www.cesame.co.jp/mitaka/

### ゴールドジム・戸塚神奈川店
http://www.goldsgym.jp/shop/14130

### フィットネスハウスパレット中川
http://fh-palet.co.jp/

### ヒルトン小田原リゾート&スパ
http://www.hiltonodawara.jp/facilities/fitness_club

### フォービー小田原店
http://www.four-b.jp/

### ベルクススポーツクラブ
http://belspo.com/

### スポーツクラブOSSO南砂店
http://osso-minami.net/

### 広島YMCAウエルネススポーツセンター WAAP
http://www.hymca.jp/waap/

（クラス開催に関しては2017年7月現在のものです）

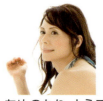

## あめのもり ようこ

1967年生まれ。50歳。高2男子の母。
エクセルシア(有)取締役。
RPBメソッドエグゼクティブトレーナー。エクササイズクリエイター。健康運動指導士。健康科学アドバイザー。元新国立劇場演劇研修所講師。
東京・新宿にRPBメソッド専用サロン「サリアトウキョウ」をオープン。
1988年よりエアロビクスインストラクターとして活動を開始、1992年「スズキジャパンカップ」ペア部門優勝を果たす。
2004年、従来のエアロビクスに独自の骨盤・肩甲骨のエクササイズを加え、「より美しく」「より女性らしく」「より効果的」なプログラムRPBを考案。
このRPBメソッドは「絶対やせる！」とクチコミで広がり、2016年だけで年間55万人が受講。トータル500万人以上がRPBの効果を実感している。
著書に『DVDbook 筋温アップで脂肪燃焼　骨盤RPBメソッド』『DVDbook 決定版！　骨盤リズムRPBダイエット』（ともに大和書房）。

専用サロン「サリアトウキョウ」
　　http://excellcia.com/pg170.html
あめのもりようこブログ
　　https://ameblo.jp/excellcia-rpb/

---

ウエア協力
◎カバー
　タンクトップ(Bloomshe)、パンツ(Loopa)
◎12、14〜20ページ
　Tシャツ(アディダス ジャパン)、パンツ(GESTS)、靴(本人私物)
◎22〜27ページ
　タンクトップ(Bloomshe)、パンツ(Loopa)、靴(本人私物)
◎30〜41ページ
　パンツ(Loopa)、ベアトップ(スタイリスト私物)、靴(本人私物)
◎44〜56ページ
　レオタード(Welcomfo)、パンツ(Bloomshe)、靴(本人私物)
◎7、13、21、29、43ページ
　トップス(スタイリスト私物)、デニムジーンズ(本人私物)

ウエア問い合わせ
◎アディダス ジャパン株式会社
　☎03-5956-8814
　☎0120-810-654 (携帯・PHS)
◎Loopa／株式会社アイロックス
　〒107-0062
　東京都港区南青山6-12-3-502
　☎03-5485-7101
◎Welcomfo／チャコット株式会社
　〒150-0041
　東京都渋谷区神南1-20-8
　☎03-3476-1311
◎Bloomshe／株式会社ドリーム
　大阪府大阪市北区中之島3-3-3
　中之島三井ビル9F
　☎06-6445-2651
◎GESTS／㈱ウェザーコーポレーション
　〒154-0012
　東京都世田谷区駒沢1-17-17　真成ビル5F
　☎03-5486-7864

---

［新装版］
DVD book
こつばん
骨盤リズム
アールピービー
RPBダイエット

2009年5月25日　第1刷発行
2017年8月1日　新装版第1刷発行

著者　　あめのもり ようこ
発行者　佐藤靖
発行所　大和書房
　　　　東京都文京区関口1-33-4
　　　　電話　03-3203-4511

Book
カバーデザイン　荻原佐織 (passage)
本文デザイン　　大久保敏幸デザイン事務所
写真　　　　　　ODAN'GO
スタイリング　　宮崎真純
ヘアメイク　　　小林明子
イラスト　　　　mycocoa
校正　　　　　　あかえんぴつ
印刷所　　　　　凸版印刷
製本所　　　　　凸版印刷

DVD
ディレクター　　広吉政幸
スタイリング　　宮崎真純
ヘアメイク　　　小林明子

ISBN978-4-479-92117-2
©2017　Yoko Amenomori Pinted in Japan
乱丁本、落丁本はお取り替えいたします。